Axel W. Will/Corinna Hembd

Gezielt vorbeugen – wirkungsvoll behandeln

Offene Beine

Durchblutungsstörungen erkennen und Beschwerden lindern. Die besten schulmedizinischen und naturheilkundlichen Methoden zur effektiven Behandlung

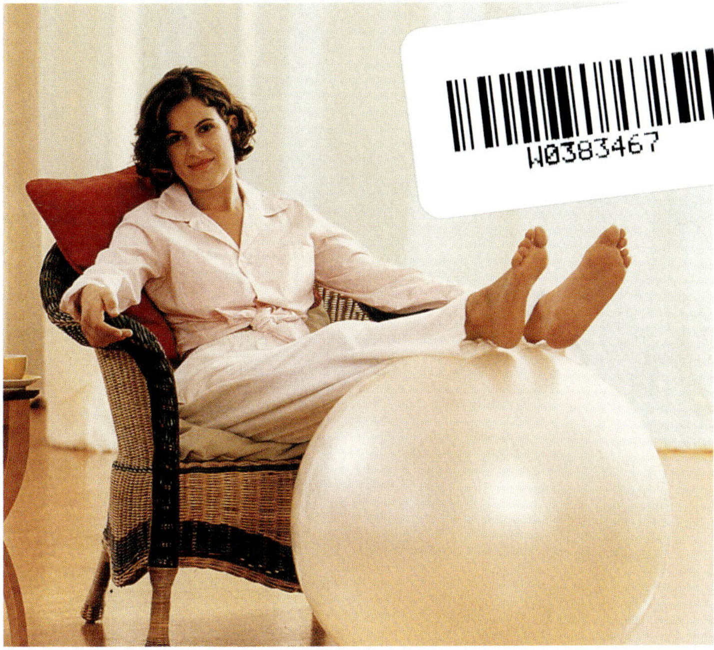

SÜDWEST

Inhalt

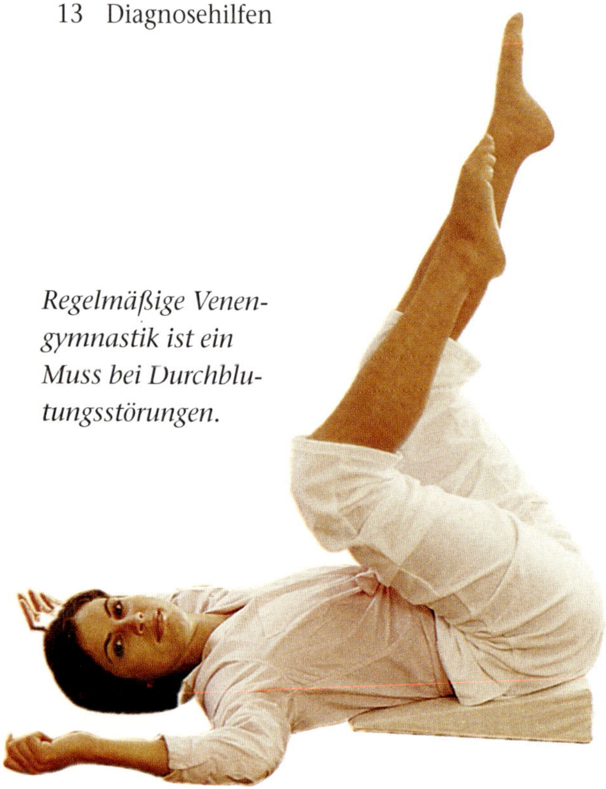

Regelmäßige Venengymnastik ist ein Muss bei Durchblutungsstörungen.

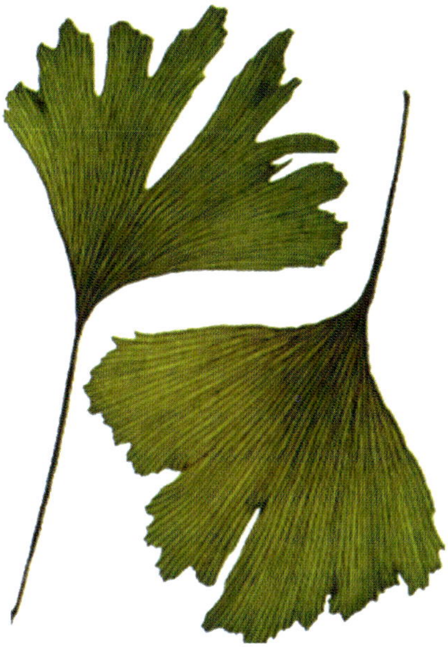

Die Inhaltsstoffe des Ginkgobaums wirken u. a. durchblutungsfördernd.

Bei Krampfadern und Besenreisern sollten Sie auf Bürstenmassagen verzichten.

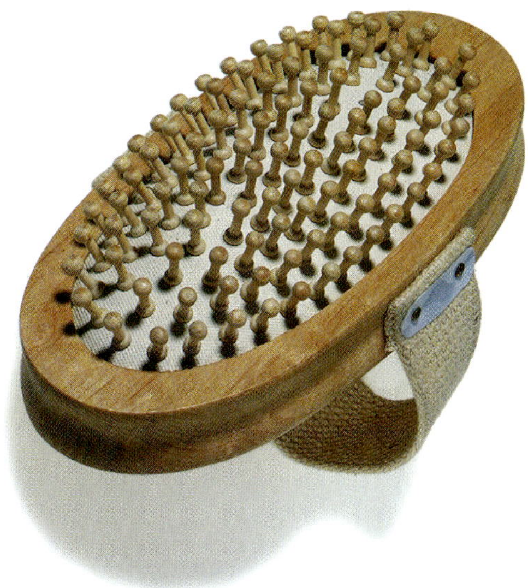

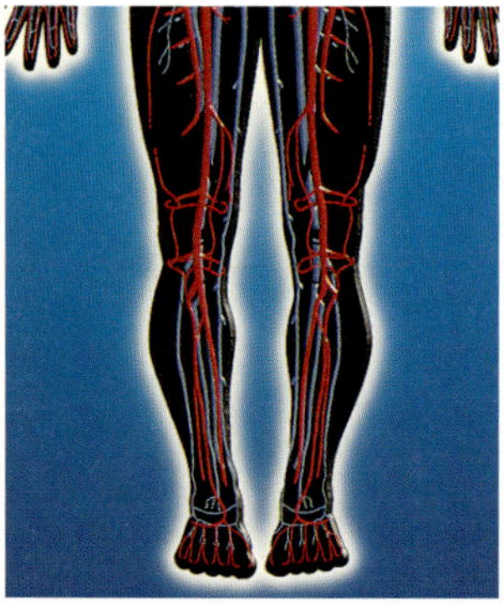

Vor allem die Arterien in den Beinen leisten Schwerstarbeit: Sie müssen einem besonders hohen Druck standhalten.

Wenn die Durchblutung gestört ist

Bedingt durch die gestiegene Lebenserwartung und eine Lebensweise, die immer häufiger durch Bewegungsmangel und falsche Ernährung gekennzeichnet ist, sind Durchblutungsstörungen zur Volkskrankheit geworden. Das Fatale an diesem Leiden ist: Werden Alarmzeichen zu spät oder gar nicht beachtet und bleiben die Störungen längere Zeit unbehandelt, drohen schwerste Schäden. Im schlimmsten Fall sind Amputationen der letzte Ausweg.

Die Bedeutung vorbeugender Maßnahmen

Es muss aber keineswegs so weit kommen. Durchblutungsstörungen sind – früh genug diagnostiziert – sehr gut behandelbar. Mit etwas Selbstdisziplin, einer Änderung der Lebensweise und gezielten Therapiemaßnahmen lassen sich viele Beschwerden im Keim ersticken, bei anderen kann zumindest eine Verschlimmerung verhindert werden. Gerade bei offenen Beinen, vor denen sich vor allem ältere Menschen fürchten, zeigt sich, dass die Vorbeugung besonders wichtig ist: Besteht das Leiden bereits, ist die Behandlung mühsam und die Heilung nicht mehr gewährleistet. Verschließen Sie also Ihre Augen nicht vor den ersten Anzeichen von Durchblutungsstörungen, sondern übernehmen Sie die Verantwortung für Ihre Gesundheit.

Durchblutungsstörungen können schwer wiegende Gesundheitsschäden zur Folge haben. Dieser Ratgeber zeigt Ihnen, wie Sie Durchblutungsstörungen auf sanfte und natürliche Weise vorbeugen können.

Venöse und arterielle Durchblutungsstörungen

Aus sachlichen Gründen wird in diesem Buch zwischen venösen und arteriellen Durchblutungsstörungen unterschieden. Die jeweiligen Untersuchungsmethoden und Therapiemöglichkeiten werden ausführlich und verständlich beschrieben. Zusätzlich finden Sie viele Tipps und Hinweise dazu, was Sie selbst tun können.

Der Blutkreislauf des Menschen

Um die Ursachen venöser und arterieller Durchblutungsstörungen besser zu verstehen, ist es zunächst nötig, sich etwas näher mit dem Blutkreislauf zu beschäftigen. Dieser umfasst zwei Gefäßsysteme: die Arterien und die Venen.

Die Arterien führen mit Sauerstoff und Nährstoffen angereichertes Blut von der linken Herzkammer in jede einzelne Körperzelle, also zu den Organen, den Muskeln, ins Gewebe, in die Haut, in das Gehirn usw. So versorgen sie den Körper mit Substanzen, die er für seine Stoffwechselprozesse braucht.

In den Venen wird das sauerstoffarme, mit Kohlendioxid und Stoffwechselschlacken angereicherte Blut aus dem ganzen Körper zur rechten Herzkammer zurückgeführt.

Während des Filterprozesses in den Lymphknoten wird die Gewebeflüssigkeit mit Hilfe der weißen Blutkörperchen gereinigt und somit von Abfallprodukten, Giftstoffen und Krankheitserregern befreit.

Lymphbahnen und Lymphknoten

Neben diesen beiden Systemen, den Arterien und den Venen, verfügen wir außerdem über ein feines Gefäßnetz: die Lymphbahnen und die dazugehörigen Lymphknoten. Dieses Netz verläuft fast parallel zu den Venen. Die Aufgabe der Lymphbahnen ist es, Flüssigkeit aus den Zellzwischenräumen der Gewebe aufzunehmen. Diese Gewebeflüssigkeit (Lymphe) wird in den Lymphknoten gefiltert und in die großen Venen abgegeben. Die Lymphknoten enthalten Lymphozyten – weiße Blutzellen, die Viren und Bakterien unschädlich machen.

Das Herz als Motor

Der Motor unseres Blutkreislaufs ist das Herz, das in Ruhe etwa 70- bis 80-mal pro Minute und bei Belastung bis über 200-mal pro Minute schlägt. Mit jedem Herzschlag werden etwa 70 Kubikzentimeter Blut umgesetzt, das sind in der Minute etwa fünf Liter. Die linke Herzkammer ist für die Verteilung des mit Sauerstoff angereicherten Bluts über die Arterien (Schlagadern) in den ganzen Organismus verantwortlich. Das geschieht unter hohem Druck. Die Arterien verzweigen sich bis

Die Erythrozyten (rote Blutkörperchen) machen den Großteil aller Blutzellen aus. Sie sind kernlos und rund, auf beiden Seiten leicht eingedellt und haben einen Durchmesser von etwa zwei Mikrometern.

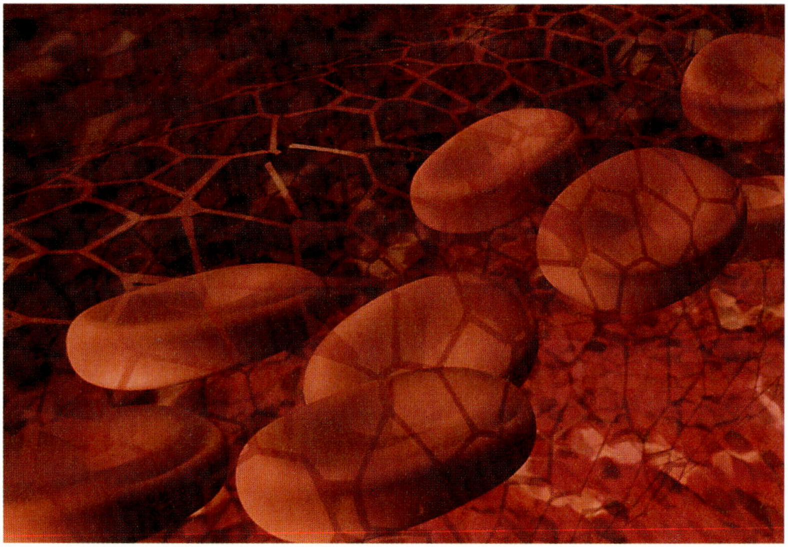

Die Adern, die das Herz verlassen, heißen Arterien; die Adern, die in das Herz einmünden, werden Venen genannt. Die Venen müssen einem sehr viel geringeren Druck standhalten als die Arterien, dementsprechend sind auch ihre Wände wesentlich dünner.

hin zu einem haarfeinen Netz von Gewebeäderchen, den so genannten Kapillaren. Über diese Kapillargefäße werden Sauerstoff und Nährstoffe an die Zellen abgegeben. Das gleichzeitig über sie aufgenommene Kohlendioxid und die Stoffwechselschlacken werden über die kleinen und großen Venen entsorgt. Diese befördern das Blut in die rechte Herzkammer zurück, von wo aus es in die Lunge gelangt. Dort wird es vom Kohlendioxid befreit und erneut mit Sauerstoff versehen. Zurück in der linken Herzkammer beginnt der Kreislauf von vorn.

Zusammensetzung des Bluts

Das Blut ist also dazu da, einerseits alle Organe unseres Körpers über das Gefäßsystem mit Sauerstoff und Nährstoffen zu versorgen (arterielles System), andererseits ist es für den Abtransport von Kohlendioxid und Stoffwechselschlacken zuständig (venöses System). Es besteht aus vier wichtigen Komponenten:

- Die roten Blutkörperchen (Erythrozyten) machen 45 Prozent der gesamten Blutmenge aus. Sie transportieren Sauerstoff und Kohlendioxid und werden ununterbrochen im Knochenmark gebildet. Ihre

Lebensdauer beträgt etwa drei Monate. Auf einen Mikroliter kommen vier bis sechs Millionen. Die roten Blutkörperchen sind verformbar, denn nur so können sie die engen Kapillaren passieren.

▶ Etwa 55 Prozent des Bluts besteht aus Blutplasma, einer wässrigen, leicht gelblichen Lösung. Das Blutplasma transportiert Nährstoffe, aber auch Enzyme, Hormone und Abwehrstoffe. Neben Wasser (etwa 90 Prozent) und Mineralstoffen enthält es Eiweißstoffe, von denen der wichtigste das Fibrinogen ist. Fibrinogen wird, umgewandelt in Fibrin, für die Blutgerinnung benötigt.

▶ Die weißen Blutkörperchen (Leukozyten) bestehen aus Granulozyten, Lymphozyten und Monozyten. Sie sind auf verschiedene Abwehraufgaben spezialisiert (z. B. Infektionen, Krebserkrankungen) und ein wichtiger Teil des Immunsystems. Das Verhältnis von weißen und roten Blutkörperchen beträgt 1:650.

▶ Die Blutplättchen (Thrombozyten) sind zusammen mit dem Blutfaserstoff Fibrin für das Verschließen von Wunden verantwortlich, aber leider auch für den Gefäßverschluss, die Thrombose. Sie werden von speziellen Zellen im Knochenmark gebildet.

Der Anteil des Volumens der roten Blutkörperchen am Vollblut wird als Hämatokrit bezeichnet. Der Hämatokritwert kann durch eine Blutuntersuchung bestimmt werden, die wiederum Auskunft über die Fließeigenschaften des Bluts gibt. Je höher der Wert ist, umso »dicker« ist das Blut. Bei Frauen liegt der Hämatokritwert im Normbereich, wenn er sich zwischen 37 und 47 (Prozent) bewegt, bei Männern sollte er zwischen 40 und 52 betragen.

Die Blutmenge eines Erwachsenen beträgt zwischen vier und sechs Liter. Zwei Drittel davon sind an den unmittelbaren Kreislauffunktionen beteiligt, ein Drittel befindet sich als Speicherblut, das nur bei Bedarf zum Einsatz kommt, in den Kapillarregionen der Organe.

Das Blut und seine Aufgaben

- ▶ Transport von Gasen (Sauerstoff und Kohlendioxid)
- ▶ Nährstofftransport (Eiweiße, Zucker, Vitamine, Mineralstoffe usw.)
- ▶ Abwehr von Infektionskrankheiten
- ▶ Bekämpfung und Neutralisierung von schädlichen Substanzen
- ▶ Förderung des Heilungsprozesses von Wunden (Blutgerinnung)
- ▶ Regulierung des körpereigenen Flüssigkeitshaushalts
- ▶ Steuerung der Körpertemperatur

Erkrankungen der Venen

Durchblutungsstörungen sind wesentlich häufiger venös bedingt als arteriell. Unter venösen Störungen verschiedenster Art leiden erwiesenermaßen etwa 15 Prozent der erwachsenen Bevölkerung. Sehr wahrscheinlich liegt diese Zahl sogar noch deutlich höher, denn in vielen Fällen bestehen bereits Leiden, werden jedoch von den Betroffenen noch nicht als solche wahrgenommen.

Weil sich – wie eine Studie eindrucksvoll zeigte – Venenleiden schleichend entwickeln, bleiben sie oft lange Zeit unbemerkt. Dabei ist eine möglichst frühzeitige Diagnose von großer Wichtigkeit: Nur so erzielt die anschließende Therapie noch gute Erfolge.

Hohe Dunkelziffer

Einer Studie zufolge gibt es eine große Zahl von Betroffenen, die nichts von ihrer Venenerkrankung weiß. Für diese Studie wurden 4529 »sich völlig gesund wähnende« berufstätige Personen auf Durchblutungsstörungen hin untersucht. Das Ergebnis ist ebenso überraschend wie erschreckend: Bei rund drei Vierteln aller untersuchten Frauen wurden Beinleiden festgestellt, und 14 Prozent von ihnen litten sogar unter Venenentzündungen. Ein Fünftel der Männer hatte schwere Krampfadern, und sogar schon leichte Lungenembolien wurden diagnostiziert: Dabei verschließt ein Blutgerinnsel, das meist aus dem Venensystem vor der rechten Herzkammer kommt, einen Lungenarterienast. Fazit: Wer sich gesund fühlt, muss es – gerade was die Durchblutung betrifft – noch lange nicht sein. Sicherlich wäre es aber falsch, aus der Studie allzu einfache Umkehrschlüsse zu ziehen. Wenn jemand also an kalten Füßen leidet (wie 85 Prozent aller Frauen), heißt das noch lange nicht, dass dieser Mensch krank ist.

Oft ignorierte Folgen venöser Störungen

	Männer	Frauen
Beinleiden	44 %	76 %
Venenentzündungen	6 %	14 %
Lungenembolie	2 %	3 %
Krampfadern, leicht	56 %	55 %
Krampfadern, schwer	20 %	11 %

Durch Früherkennung Folgeschäden vermeiden

Wissenschaftler schätzen, dass etwa jeder zweite Erwachsene schon einmal venös bedingte Probleme mit seinen Beinen hatte und dass etwa jeder 20. an einem »offenen Bein« leidet. Dabei werden zunächst uncharakteristische und wenig beachtete Schmerzen immer stärker und quälender. Selbst Krämpfe können auftreten. Viele begeben sich erst in diesem Stadium in ärztliche oder heilpraktische Hände. Doch gerade bei derartigen Leiden sind die frühzeitige Diagnose und die Behandlung von großer Wichtigkeit.
Wer erst zum Arzt geht, wenn sich bereits deutliche Funktionsstörungen abzeichnen, setzt seine Heilungschancen aufs Spiel. Wird jedoch rechtzeitig eingegriffen, sind die Möglichkeiten, die Störungen zu beheben, gut bis sehr gut.

Warnsignale für venöse Durchblutungsstörungen

Bestimmte Beschwerden zeigen Veränderungen an der Gefäßwand und in der Blutzirkulation an. Wird nun nichts unternommen, schreitet die Erkrankung fort, die Symptome verschlimmern sich und neue, schwerer wiegende Beschwerden kommen hinzu. Zu achten ist daher besonders auf folgende Anzeichen:

- Ziehende Schmerzen in den Beinen
- Nächtliche Wadenkrämpfe
- Ödeme (Wasseransammlungen im Gewebe)
- Hautveränderungen
- Krampfadern
- Besenreiser
- Farbveränderungen an den Beinen

Ein Venenleiden fängt zunächst harmlos an: Beine, die sich am Abend müde und schwer anfühlen, leichte Schmerzen bei langem Stehen oder Sitzen, geschwollene Knöchel. Diese ersten Anzeichen sollten Sie auf jeden Fall ernst nehmen und untersuchen lassen.

Risikogruppen für Venenerkrankungen

Venenerkrankungen scheinen vor allem Frauen zu betreffen. Bei ihnen ist das Risiko venöser Störungen zweieinhalbmal so groß wie bei Männern. (Arterielle Durchblutungsstörungen betreffen dagegen meistens die Männer. Sie leiden bis zu fünfmal häufiger darunter als Frauen.) Für das erhöhte Risiko bei Frauen werden nicht zuletzt die Belastungen der Venen durch Schwangerschaft und Geburt mitverantwortlich gemacht. Frauen, die ein oder mehrere Kinder geboren haben, leiden erfahrungsgemäß sehr viel häufiger unter Venenproblemen als Frauen, die keine Kinder zur Welt gebracht haben.

Auch Menschen, die einer vorwiegend stehenden Tätigkeit nachgehen, entwickeln häufiger Venenerkrankungen als der Durchschnitt der Bevölkerung. Wer also viel stehen muss, sollte für einen ausreichenden Bewegungsausgleich sorgen.

Darüber hinaus spielen Verformungen der Füße und Übergewicht eine bedeutsame Rolle. Gewicht zu reduzieren, ist oft der erste Behandlungsschritt. Ein Blutstau in den Beinvenen kann jedoch auch noch ganz andere Gründe haben, beispielsweise eine unzureichende Pumpleistung des Herzes (Herzinsuffizienz). Als Verursacher kommen zudem Tumore im Becken- oder Bauchbereich infrage.

Schon in der Jugend kann es zur Entwicklung von Venenerkrankungen kommen. Dafür verantwortlich gemacht werden – neben erblicher Vorbelastung – Bewegungsmangel und eine ungesunde Ernährung.

Ursachen von Venenerkrankungen

Ursache	Wirkung
Erbliche Belastung	Venenwandschwäche
Fortgeschrittenes Alter	Elastizitätsverlust der Venen
Schwangerschaft	Behinderung des venösen Rückstroms (u. a. durch das Gewicht des ungeborenen Kindes)
Stehende Tätigkeit	Behinderung des venösen Rückstroms (die Wadenmuskelpumpe wird nicht betätigt)
Übergewicht	Bewegungsarmut, Behinderung des venösen Rückstroms
Herzmuskelschwäche und Arteriosklerose	Venenstauung und Verminderung der Elastizität der Venenwände
Becken- und Bauchtumore	Venenstauung mit erhöhter Thromboseneigung

Primäre und sekundäre Prophylaxe

Im Zusammenhang mit Venenerkrankungen wird zwischen primärer und sekundärer Prophylaxe unterschieden. Wer erblich vorbelastet ist, sollte daher rechtzeitig vorbeugen, damit es gar nicht erst zu einer Erkrankung kommt – also primäre Prophylaxe betreiben.
Bestehen bereits Venenveränderungen, muss wirkungsvoll und gezielt therapiert werden. Die Maßnahmen, die ergriffen werden, um einer Verschlimmerung vorzubeugen, bezeichnet man als sekundäre Prophylaxe. In diesen Bereich fallen beispielsweise eine Ernährungsumstellung oder ein spezielles Trainingsprogramm.

Wichtig für die erfolgreiche Behandlung von Durchblutungsstörungen ist es, erst einmal alle möglichen Methoden miteinander zu vergleichen und gemeinsam mit dem Arzt das ideale Therapiekonzept zu erstellen.

Erkrankungen der Arterien

Genau wie bei den venösen Durchblutungsstörungen sind auch für Erkrankungen der Arterien mehrere Ursachen auszumachen. Im Allgemeinen sind die Durchblutungsstörungen durch eine Arteriosklerose bedingt, bei deren Entstehung wiederum verschiedene Faktoren eine Rolle spielen (siehe Seite 66ff.).
Zwar sind Erkrankungen der Arterien wesentlich seltener als Venenleiden, wirken sich dafür allerdings sehr viel schwerer wiegend aus. Nicht genügend durchlässige Arterien können zu einem Herzinfarkt oder einem Hirnschlag führen. Wird Körpergewebe unzureichend durchblutet, stirbt es ab, und es kommt zum so genannten Gangrän. Mitunter sind dann Amputationen unumgänglich.

Anzeichen von arteriellen Durchblutungsstörungen

Mögliche Hinweise auf arterielle Durchblutungsstörungen sind:
- Kalte Beine und Füße
- Sensibilitätsstörungen (Kribbeln, Taubheitsgefühle)
- Blässe der Haut
- Einschränkung der Gehstrecke (Sie müssen schon nach relativ kurzer Zeit stehen bleiben und sich ausruhen)

Ursachen für Arterienerkrankungen

Ursache	Wirkung
Starkes Rauchen	Fettstoffwechselstörungen, Ansammlung von Blutpfropfen, Sauerstoffdefizit
Diabetes mellitus	Gestörte Durchblutung in den kleinen Gefäßen (Mikrozirkulation)
Hoher Cholesterinspiegel (Hypercholesterinämie)	Fettablagerungen an der Gefäßwand
Hoher Blutdruck (Hypertonie)	Schädigung der Blutgefäße
Übergewicht	Erhöhung des Blutdrucks
Bewegungsmangel	Erhöhung des Blutdrucks, Übergewicht, Stoffwechselstörungen

Die negativen Auswirkungen des Rauchens auf die Blutgefäße sind vielfältig. Neben den bereits genannten Folgen sollte unbedingt noch erwähnt werden, dass bei Rauchern die Gerinnungsbereitschaft des Bluts beträchtlich erhöht ist.

Günstig beeinflussen kann man die Arteriengesundheit, indem man sich richtig ernährt, Übergewicht abbaut, sich mehr bewegt und eventuelle Stoffwechselkrankheiten (z. B. Diabetes mellitus) oder zu hohen Blutdruck rechtzeitig behandeln lässt. Schon ein konsequent durchgeführtes Bewegungsprogramm macht unter Umständen weitere Behandlungsmaßnahmen überflüssig.

Andere Ursachen für Beinschmerzen

Schmerzen in den Beinen müssen nicht unbedingt im Zusammenhang mit venösen oder arteriellen Durchblutungsstörungen stehen. Sie können sehr unterschiedliche Ursachen haben.

Es gibt eine ganze Reihe möglicher Ursachen, an die bei Beinschmerzen gedacht werden muss. Nicht nur im Gefäß-, sondern auch im Gelenk- und Muskelbereich breiten sich Schmerzen häufig diffus aus. Deshalb ist es nicht einfach, die konkreten Auslöser herauszufinden. Es bedarf der genauen Beobachtung und oft mehrerer Untersuchungen, bis die Diagnose eindeutig ist.

Neben venösen oder arteriellen Erkrankungen kommen die folgenden Faktoren als Schmerzverursacher infrage:

- ▶ Gelenkerkrankungen, vor allem von Hüften und Knien
- ▶ Störungen im Bereich der Lendenwirbelsäule
- ▶ Beeinträchtigungen der Sehnenansätze
- ▶ Blockierung des Kreuzbein-Darmbein-Gelenks
- ▶ Störungen der Fußstatik (z. B. ein durchgetretenes Quergewölbe)
- ▶ Nervenentzündung (Neuritis)

Orthopädische Gründe ausschließen

Bei Schmerzen in den Beinen ist es aus den genannten Gründen ratsam, einen Orthopäden aufzusuchen und orthopädische Gründe als Schmerzverursacher auszuschließen. Erst dann ist an Durchblutungsstörungen der Venen oder Arterien zu denken.

Auch wenn anhand nebenstehender Anhaltspunkte die Ursachen für Beinschmerzen relativ gut eingegrenzt werden können, ist die Diagnosestellung durch einen erfahrenen Arzt oder Heilpraktiker dennoch unumgänglich.

Diagnosehilfen

Es gibt einige Anhaltspunkte, mit deren Hilfe sich feststellen lässt, ob Schmerzen in den Beinen venös oder arteriell bedingt sind. Werden die Schmerzen bei Bewegung schlimmer, ist die Ursache mit hoher Wahrscheinlichkeit eine arterielle Erkrankung. Verstärken sich die Schmerzen dagegen im Ruhezustand, liegt die Annahme einer venösen Erkrankung näher. Bei einer venösen Erkrankung treten zudem Wärmeempfindungen auf; eine gestörte Kälteempfindlichkeit muss dagegen sehr wahrscheinlich mit einer arteriellen Minderdurchblutung in Verbindung gebracht werden. Je nach Art und Heftigkeit des Schmerzes lässt sich eine weitere Eingrenzung vornehmen.

Um periphere arterielle Durchblutungsstörungen bzw. die periphere arterielle Verschlusskrankheit (PAVK) kann es sich handeln, wenn es zu Belastungsschmerz und Muskelkrämpfen kommt.

Treten hingegen geringe Schmerzen auf, ist an eine oberflächliche Venenentzündung zu denken, starke Schmerzen deuten auf eine Venenthrombose oder tiefe Venenentzündung hin.

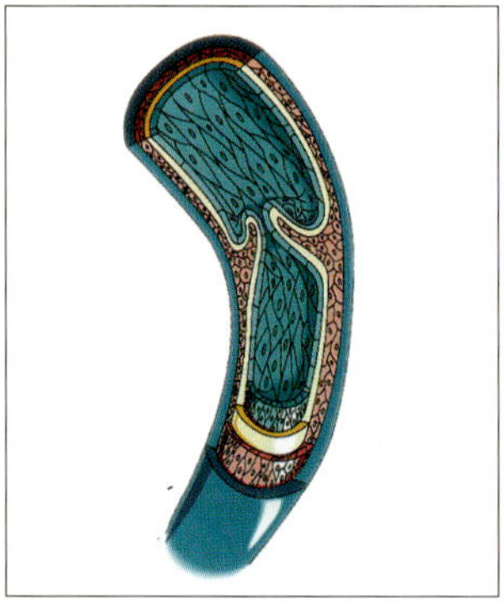

Die Venen transportieren das Blut zum Herz zurück und regulieren den Wärmehaushalt des Körpers.

Venöse Durchblutungsstörungen

Die Venen transportieren das mit Kohlendioxid und Stoffwechselschlacken beladene Blut in die rechte Herzkammer zurück. Zusammen mit dem Lymphsystem, das für die Beförderung des Gewebewassers zuständig ist, bilden sie dadurch eine Art körpereigenes Abwassersystem.

Das sauerstoffarme, schlackenreiche Blut aus den Organen wird über deren Kapillaren in kleineren Venen gesammelt, die sich zu immer größeren Venen vereinigen.

Die beiden größten Venen im menschlichen Körper sind die obere und die untere Hohlvene, in ihnen wird das Blut schließlich zum Herz zurück transportiert.

Aufbau und Funktion des Venensystems

Venen sind ähnlich aufgebaut wie Arterien. Beide verfügen über eine innere, eine mittlere und eine äußere Schicht. Bei den Venen ist die innere Schicht (Intima) ein dünnes Häutchen, und auch die mittlere Schicht (Media) ist sehr viel schwächer ausgeprägt als bei den Arterien. Die äußere Schicht (Adventitia) besteht aus Bindegewebe. Im Gegensatz zu den Arterien weisen die Venen in ihrem Inneren besondere Gebilde auf, die so genannten Venenklappen. Sie sind für den Transport des venösen Bluts unentbehrlich, weil sie verhindern, dass das Blut zurückfließen kann.

Zwischen Innen- und Außenwand der Venen befinden sich außer Muskelzellen (wie bei den Arterien) zusätzlich spiralförmige, elastische Fasern. Je weiter die Vene vom Herz entfernt ist, umso dicker ist die mittlere Muskelschicht in der Venenwand. In Richtung Herz nimmt dagegen der Umfang der äußeren Schicht zu.

Unter dem Begriff »venöse Durchblutungsstörungen« wird eine Vielzahl von verschiedenen Krankheitsbildern zusammengefasst, die alle vom tiefen oder vom oberflächlichen Venensystem ausgehen.

Die Beinvenen

Venenerkrankungen betreffen in erster Linie die Beine. Die Hauptaufgaben der Beinvenen sind:

- Rückführung des Bluts zum Herz
- Speicherung einer Reserveblutmenge, die bei Bedarf (z. B. bei Blutverlust oder erhöhter Muskelarbeit) ausgeschüttet wird
- Regulierung des Blutrückflusses bei Belastung (z. B. bei körperlicher Anstrengung)
- Entsorgung von Stoffwechselschlacken
- Regulierung des Wärmehaushalts durch Abstrahlung der Wärme über die oberen Hautvenen

Wir unterscheiden drei Arten von Venen in den Beinen: die tiefen Beinvenen, die oberflächlichen Beinvenen sowie jene, die beide verbinden. Die Venenklappen regulieren die Strömungsrichtung des Bluts.

Die tiefen Beinvenen

Die tiefen Beinvenen liegen im Inneren des Ober- und Unterschenkels. Sie sind mit Ausnahme der Kniekehlenvene paarig angelegt. Das tiefe Venensystem transportiert etwa 85 Prozent des venösen Bluts in Richtung Becken und damit zum Herz hin.
Die oberflächlichen Venen sind lediglich für den Transport der verbleibenden 15 Prozent des Bluts zuständig. Ein Verschluss der tiefen Beinvenen ist deshalb für den menschlichen Körper auch wesentlich dramatischer als ein Verschluss der oberflächlichen Venen.

Die oberflächlichen Beinvenen

Die oberflächlichen Venen liegen – bei manchen Menschen gut sichtbar – im Unterhautfettgewebe. Sie bestehen aus drei Hauptästen. Der äußere Ast beginnt an der äußeren Fußkante, erstreckt sich bis auf die Rückseite der Wade und mündet im Bereich der Kniekehle ins tiefe Venensystem. Der innere Ast steigt vom Knöchel an der Innenseite des Beins gerade hoch bis in die Leistenbeuge und schließt sich dort an das tiefe Venensystem an. Ein drittes oberflächliches Venensystem verläuft an der Außenseite des Beins entlang. Es hat die Form eines X, dessen Kreuzungspunkt an der Knieaußenseite liegt.

Die Muskelpumpe ist für eine optimale Venenfunktion unverzichtbar: Zieht sich der Wadenmuskel zusammen, so presst er die umliegenden Venen zusammen. Das Blut beginnt durch den Druck in Richtung Herz zu fließen.

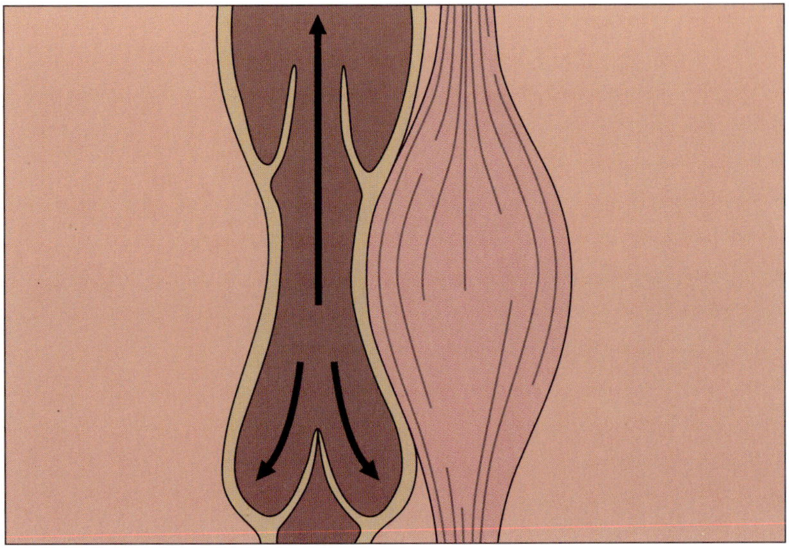

Die Verbindungsvenen

Die Verbindungsvenen verbinden das oberflächliche mit dem tiefen Venensystem. Sie spielen eine besondere Rolle beim Fortschreiten einer Thrombose (siehe Seite 26ff.). Bei intakten Venenklappen der Verbindungsvenen wird das Blut in der jeweiligen Etage des Beins vom oberflächlichen ins tiefe System geführt.

Im Normalfall stellen die Verbindungsvenen ein in mehreren Etagen angeordnetes, perfektes Verbundsystem vom Fuß bis hinauf zur Leiste dar. Dieses System gewährleistet den kürzesten Weg des Blutstroms zwischen äußerem und innerem Venensystem. Von den etwa 80 bis 90 Verbindungsvenen seien drei besonders erwähnt.

Die erste liegt in der Knöchelgegend im unteren Beinbereich. Ist sie gestaut oder erweitert, kann dies maßgeblich zur Entstehung eines offenen Beins beitragen. Eine weitere Verbindungsvene befindet sich etwa eine Hand breit unter dem Knie, die dritte ist etwa 15 Zentimeter oberhalb des Knies zu finden. Die beiden letztgenannten Verbindungsvenen spielen eine große Rolle bei der Entstehung und Erweiterung von Krampfadern (siehe auch Seite 20ff.).

Die zahlreichen Verbindungsvenen gewährleisten, dass im oberflächlichen Venensystem nie zu viel Blut vorhanden ist. An ihren zahlreichen Verbindungsstellen transportieren sie das Blut weiter in die tiefen Leitvenen.

Der venöse Rückstrom

Damit der Rückfluss des venösen Bluts reibungslos funktioniert, wird er durch so genannte periphere Pumpen unterstützt. Von diesen Pumpen ist die Wadenmuskelpumpe die wichtigste. Ihrer bedeutenden Funktion entsprechend wird sie auch als peripheres Herz bezeichnet. Diese Transporthilfen benötigt der venöse Rückstrom aufgrund des niedrigen Drucks, der in diesen Gefäßen herrscht.

Muskel- und andere Pumpen

Die Wadenmuskelpumpe

Wenn wir beim Gehen unsere Beinmuskeln anspannen, werden die zwischen den Muskeln liegenden Venen zusammengedrückt und dadurch das Blut in Richtung Herz transportiert. Beim Entspannen der Muskulatur entsteht in den Venen ein Unterdruck, der das Blut regelrecht nach oben saugt. Die Bewegung der Gelenke hat eine ähnliche Wirkung auf den venösen Rückstrom.

Gerade wenn Sie längere Zeit im Flugzeug, im Auto oder im Zug sitzen müssen, sollten Sie im Sitzen immer wieder mit Ihren Füßen wippen. Sie aktivieren dadurch die Muskelpumpe, die den Rückfluss des Bluts in die Venen fördert.

Die Zwerchfellpumpe

Bei der Ausatmung entsteht durch die Bewegung des Zwerchfells ein Unterdruck, der das venöse Blut aus den Beinen ansaugt.

Die Arterienpumpe

Oft verlaufen Venen in unmittelbarer Nähe von Arterien und bilden mit diesen eine funktionelle Gefäßstrangeinheit, d. h., die Venen profitieren vom Pulsieren der Schlagadern.
Die Pulswellen der Schlagadern üben einen rhythmischen Druck auf die Venen aus und pressen – ganz ähnlich wie bei der Wadenmuskelpumpe – das Blut zum Herz.

Die rechte Herzkammer

Die letzte Pumpstation für das venöse Blut ist die rechte Herzkammer. Auch sie erzeugt eine Sogwirkung, da sie – kurz bevor die rechte Herzkammer erreicht wird – einen Unterdruck erzeugt.

Die Venenklappen

Zu den Transporthilfen für das venöse Blut gehören auch die Venenklappen. Sie sind in regelmäßigen Abständen von wenigen Zentimetern in die Venen eingebaut.
Bei der Beförderung des Bluts aus herzfernen Bereichen gegen die Schwerkraft nach oben verhindern diese Klappen, dass das Blut in die Füße zurückfließt – zumindest dann, wenn sie intakt sind. Strömt das Blut durch die Klappen, legen sich diese flach an die Gefäßwand an; will das Blut jedoch zurückfließen, drängt es stattdessen in die Klappentaschen und verriegelt dadurch die Vene. Die Wirkung dieser Klappen lässt sich mit der eines Ventils vergleichen.
Die Venenklappen sorgen aber ebenso für eine gleichmäßige Aufteilung der Blutsäulen in den verschiedenen Etagen des Beins.

Venenklappen arbeiten wie ein Ventil und geben dem Blutfluss eine Richtung. In den oberflächlichen Beinvenen sind sie im Abstand von sechs Zentimetern angeordnet, in den tiefen beträgt der Abstand zwischen den Venenklappen dagegen nur zwei bis drei Zentimeter.

Die venöse Stauung

Mit zunehmendem Alter werden die Venenklappen starrer und schließen entsprechend schlechter. Dies bleibt natürlich nicht ohne Folgen. Dadurch, dass das Blut nicht mehr – ähnlich wie in einem Aufzug – sauber von Stockwerk zu Stockwerk befördert wird, sind die einzelnen Etagen oft überfüllt. Die Ventilfunktion tiefer gelegener Venenklappen wird durch den erhöhten hydrostatischen Druck (= verlängerte Blutsäule in den Beinen) außer Kraft gesetzt.
Durch das Auseinanderweichen der Venenklappen fließt das Blut zurück in Richtung Fuß oder pendelt zwischen den Etagen auf und nieder. Gegen diese negative Entwicklung ist dann auch die Wadenmuskelpumpe machtlos.
Die Strömungsgeschwindigkeit des Bluts nimmt ständig ab, die Pump- und Zirkulationsverhältnisse stimmen nicht mehr. Das führt zu einer Blutstauung in den Venen und zur Ausbildung von Krampfadern (siehe auch Seite 20ff.). Gleichzeitig kommt es zur Schädigung der Venenwände. Der Stoffwechsel wird beeinträchtigt, das Risiko einer Thrombose steigt (siehe Seite 26ff.).

Beeinträchtigungen des Stoffaustauschs

Bedingung für die Gesunderhaltung des Gewebes ist ein ungestörter Stoffaustausch im venösen System und in den Kapillaren.
Bei einem normalgewichtigen Erwachsenen werden täglich etwa 20 Liter Flüssigkeit in die Zellzwischenräume und das lockere Bindegewebe abgegeben. Etwa 90 Prozent davon, also 18 Liter, nimmt das venöse System auf. Das Lymphsystem muss dagegen nur zwei Liter Gewebeflüssigkeit in den Kreislauf zurückführen.
Bei Behinderungen des venösen Rückflusses kommt es zu einer Ansammlung von Flüssigkeit außerhalb der Gefäße und Zellen. Die Folge: Es bilden sich Ödeme (Wasseransammlungen). Der verminderte Stoffaustausch bewirkt eine Schädigung des Zellstoffwechsels, d. h., das Gewebe wird nur noch unzureichend versorgt. Dies wiederum zieht Entzündungsreaktionen nach sich. Schon bei kleinsten Verletzungen sind die Heilungskräfte wegen der schlechten Versorgung des Gewebes überfordert, es kann zum offenen Bein kommen (siehe Seite 30ff.).

Ein Ödem ist ein Flüssigkeitsstau im Gewebe. Wie schwer wiegend der Stau ist, lässt sich ganz einfach feststellen: Drücken Sie mit dem Daumen fest auf die Schwellung. Bleibt eine weißliche Delle zurück, die erst allmählich wieder verschwindet, handelt es sich um ein Ödem.

Risikofaktoren

Bevor nun die häufigsten Venenleiden aufgelistet werden, hier noch einmal jene Bedingungen und Umstände, die die Entstehung solcher Erkrankungen begünstigen. Zu einer Druckerhöhung und zu Abflussstörungen in den Venen kann es kommen durch:
- Erblich bedingte Venenwandschwäche
- Schwangerschaft
- Übergewicht
- Überwiegend stehende oder sitzende Tätigkeit
- Bewegungsmangel

Die Gefahr einer venösen Stauung und der Insuffizienz der Venenklappen ist erhöht. Faktoren, die die Thromboseneigung steigern und zu den beschriebenen Folgen eines gestörten Stoffaustauschs im Gewebe führen können, sind:
- Einnahme der Antibabypille
- Erhöhter Hämatokritwert (siehe Seite 7)

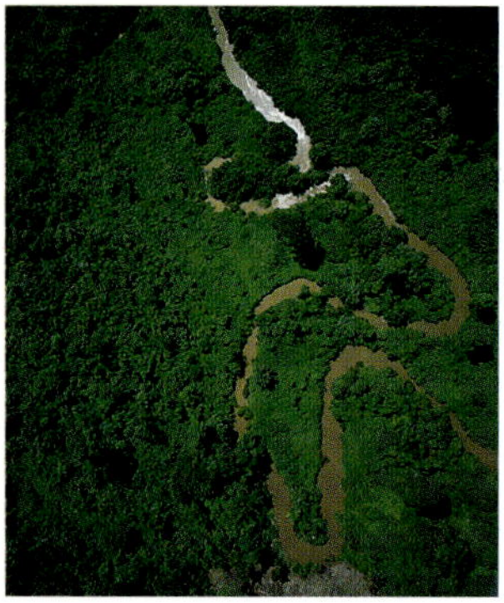

Die Bildung von Krampfadern beruht auf dem gleichen Prinzip, nach dem Flüsse Mäander bilden.

Der Begriff »Krampfader« ist etwas irreführend, da es sich dabei keinesfalls um verkrampfte Adern handelt. Im Gegenteil: Die Adern sind ausgeleiert. Das Wort »Krampfader« kommt aus dem Althochdeutschen und bedeutet krumme Ader.

Die häufigsten Venenerkrankungen

Ist die Leistungsfähigkeit des Venensystems beeinträchtigt, so bezeichnet man dies ganz allgemein als chronisch venöse Insuffizienz (CVI). Eine Ausdrucksform dieser Insuffizienz sind Krampfadern, eine sehr viel schlimmere Form ist das offene Bein.

Die CVI führt über einen mehr oder weniger langen Zeitraum zu krankhaften Umbauvorgängen in den Venen. (Eine Rolle spielen dabei die erbliche Vorbelastung und der Grad der Strömungsbehinderung.) Hier wären in erster Linie Folgende zu nennen:

- Krampfadern
- Verdickung und Verhärtung sowie Verkalkung der Venenwand
- Klappenveränderungen, ebenfalls mit Verdickungs- und Verhärtungs- sowie mit Schrumpfungserscheinungen. Letztlich führt dies zum Totalausfall der Venenklappen, weil sie nicht mehr schließen.
- Vermehrte Wanddurchlässigkeit an der venösen Seite der Kapillaren. Es können dadurch vermehrt flüssige Blutbestandteile austreten.

Krampfadern

Das äußerlich markanteste Zeichen chronischer Venenveränderungen sind Krampfadern. Einzelne Krampfadern bezeichnet man als Varizen, treten sie vermehrt auf, spricht man von einer Varikosis. Sie sind der sichtbare Ausdruck einer venösen Strömungsbehinderung, die im Lauf der Zeit zu einer Stauung führen kann. Bei Krampfadern handelt es sich um überdehnte und mehr oder weniger geschlängelt verlaufende Venenabschnitte oder ganze Venenstränge. Sind ganze Venenstränge betroffen, liegt eine so genannte Stammvarikosis vor. Erstes Zeichen ist die Überdehnung der Venenwand. Sie führt zur Schlängelung der Venen, was wiederum die Blutströmung verändert.

Der Mäandereffekt

Der Begriff »Mäandereffekt« stammt aus der Geologie. Von Flussmäandern wird gesprochen, wenn ein Wasserarm durch eine Veränderung der Strömungsverhältnisse sein Bett verlagert: Das Wasser schießt mit verändertem Druck in eine Flußbiegung und wird dabei aus der Kurve getragen. Mit der Zeit wird der obere Rand des Knicks immer tiefer und dicker. Der innere Teil, den das Wasser kaum noch berührt, wird immer dünner. Bezogen auf die Venen kann sich genau dasselbe abspielen: Überall dort, wo das Blut mit erhöhtem Druck auf die Venenwände trifft, verdicken sich die Gefäße. Wo das Blut nur noch langsam vorbeifließt, werden die Venen schlaff und immer dünner. In den Schlängelungen der Venen setzen sich dann an der Innenschicht der Gefäßwände zunehmend Schlacken ab und bilden ungleichmäßige Polster. Schließlich werden von diesen Ablagerungen auch die Venenklappen in Mitleidenschaft gezogen. Sie werden starr, schließen schlecht, die Strömungsrichtung von den oberflächlichen zu den tiefen Venen kann sich umkehren. Das führt zu einer Stauung des Venenbluts oder zum so genannten Pendelblut.

Die meisten Menschen empfinden Krampfadern als rein kosmetisches Problem. Wenn jedoch Beschwerden wie z. B. schwere Beine auftreten, können auf lange Sicht schwere Folgeschäden eintreten. Daher sollte man Krampfadern rechtzeitig behandeln lassen.

Primäre Varikosis

Mediziner unterscheiden bei Krampfadern zwischen primärer und sekundärer Varikosis. Primäre Krampfadern tauchen grundsätzlich ohne erkennbare äußere Krankheitsursache auf. Sie sind meist erblich bedingt oder entstehen in der Schwangerschaft, wenn eine Neigung zu schwachen Venen besteht. Primäre Krampfadern sind ganz oder weitgehend irreversibel, also nicht rückgängig zu machen.

Vererbte Bindegewebsschwäche

Die Ursache für dieses Leiden ist eine geerbte Schwäche des Bindegewebes. Es kann auch sein, dass jemand, dessen Vater oder Mutter ein schwaches Bindegewebe hatten, keine Probleme mit Krampfadern bekommt, seine Kinder aber wieder davon betroffen sind.

Eher ein kosmetisches Problem sind Besenreiser und die so genannte Netzvarikose, bei der oberflächliche Venen leicht vergrößert sind. In beiden Fällen liegen noch keine Zirkulationsbeeinträchtigungen vor.

Primäre Krampfadern bilden sich bei Bindegewebsschwäche vorwiegend im Bereich des Unterhautfettgewebes. Hier können sie sich nämlich besonders leicht schlängeln und überdehnen. Die Klappen in den oberen Venen sind dabei eigentlich intakt, aber aufgrund der ständigen Überdehnung der Vene, die der Venenwand ihre Elastizität nimmt, sind sie nicht mehr in der Lage zu schließen. Es kommt zur schon erwähnten Strömungsumkehr und/oder zur Stauung im oberflächlichen System. Primäre Krampfadern betreffen niemals die tiefen, sondern immer nur die oberflächlichen Venen. Sie kommen als Besenreiser (so genannte Mikrovarizen), netzförmige Krampfadern und Stammvarizen (ein ganzer Venenstrang ist betroffen) vor. Schwangerschaftskrampfadern umfassen in den meisten Fällen einzelne, häufig symmetrische Venenabschnitte beider Beine.

Sekundäre Varikosis

Im Gegensatz zur primären Varikosis stehen sekundäre Krampfadern im Regelfall in Zusammenhang mit einer Krankheit. Bei der sekundären Varikosis bestehen die Abflussstörungen im tiefen Venensystem. Es liegt eine Klappeninsuffizienz der tiefen Venen vor, die beispielsweise durch Beinvenenthrombosen – diese treten relativ häufig in Kombination mit Übergewicht, Schwangerschaft oder Tumoren im kleinen Becken auf – und deren Folgen hervorgerufen werden kann. Die Insuffizienz der tiefen Beinvenen führt zur Strömungsumkehr in den Verbindungsvenen hin zum oberflächlichen System. Die Folge davon: Das oberflächliche System ist völlig überlastet, und es bilden sich sekundäre Krampfadern aus.

Prophylaxe bei Vorbelastung

Erblichkeit spielt auch bei den sekundären Krampfadern eine gewisse Rolle. Wer also weiß, dass Bindegewebsschwäche in der Familie öfter vorkommt, sollte vorbeugen. Das beste Alter für eine wirkungsvolle Prophylaxe liegt zwischen dem 20. und dem 40. Lebensjahr. In diesem Alter ist die Erkrankungsrate am höchsten.

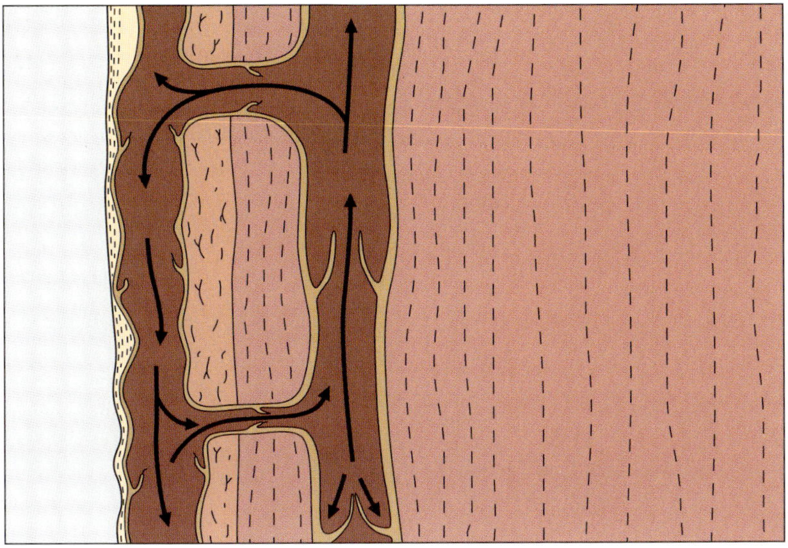

Sind eine oder mehrere Venenklappen defekt, wird das Blut nicht mehr in ausreichender Menge zum Herz zurück transportiert und drückt auf die Venenwände. Es bilden sich Wandaussackungen (Krampfadern).

Erscheinungsformen

Krampfadern können netzartig fein, nur mäßig ausgewölbt, aber auch fingerdick sein. Manchmal ist nur ein Venenabschnitt, mitunter eine ganze Vene betroffen (Stammvarize). Häufig ist die verborgene Vene, die Vena saphena, erweitert. Krampfadern können asymmetrisch, also nur an einem Bein, oder an beiden Beinen vorkommen.

Hohe Druckbelastung

Der venöse Rückstrom des Bluts in den Beinen ist ein sehr störanfälliges Transportsystem. Die dauernde Druckbelastung durch insuffiziente Klappen bewirkt jene Veränderungen, die sich in den als Krampfadern bezeichneten typischen Wandaussackungen zeigen. Liegen Krampfadern vor, so kann aber jede Drucksteigerung in den kranken Venen zu einer Wanderweiterung führen, beispielsweise durch:

- Husten
- Das Heben von schweren Lasten
- Gestörte Verdauung (beim Stuhlgang muss stark gepresst werden)

Ob der venöse Rückfluss reibungslos funktioniert oder gestört ist, hängt in starkem Maß von intakten Venenklappen sowie von funktionierenden Muskel-, Gelenk- und Arterienpumpen ab.

Im Längsverlauf vieler Venen sind Klappen eingebaut, die das »Zurücksacken« des Bluts in die Beine verhindern. Fließt das Blut in Richtung Herz, öffnen sich die Venenklappen, fließt das Blut in die andere Richtung, schließen sich die Klappen sofort wieder.

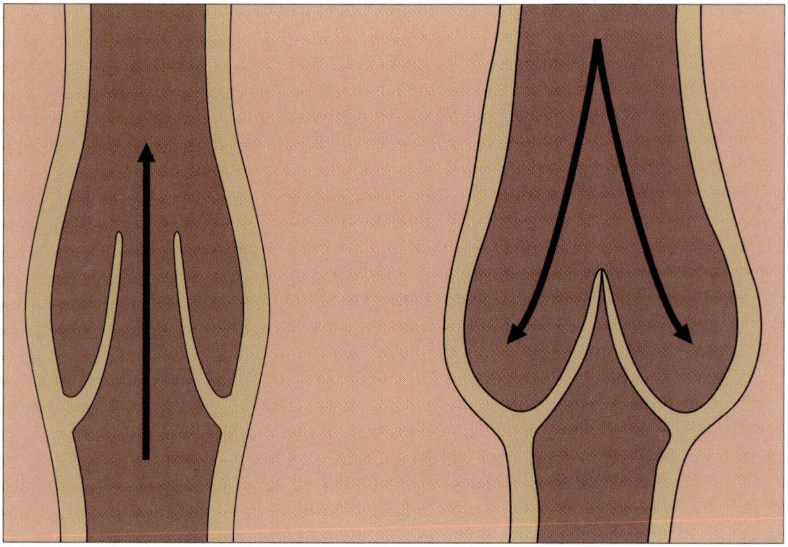

Häufige Beschwerden

Krampfadern stören nicht bei allen Menschen merklich die Befindlichkeit. Die meisten klagen aber über Beschwerden in den Beinen. Zu nennen sind hier:

- Ein eher unspezifisches Unbehagen
- Hitzeempfindungen
- Juckreiz
- Schwere- und Spannungsgefühl
- Abendliche Ermüdungserscheinungen
- Nächtliche Wadenkrämpfe
- Dauerschmerz

Die nebenstehenden Beschwerden sind meist schon vorhanden, bevor die ersten Krampfadern sichtbar geworden sind. Dennoch sollten Sie schon bei diesen ersten Anzeichen einen Facharzt konsultieren, um vorbeugend etwas tun zu können.

Lästige Begleiterscheinung – das Beinödem

Das Wirkprinzip bei Krampfadern liegt auf der Hand: Sie behindern den venösen Rückstrom, und die Strömung des Bluts verlangsamt sich. Daraus resultiert eine erhöhte Durchlässigkeit der Gefäßwand, und es tritt Blutwasser ins Gewebe aus. Dies wird äußerlich als Schwellung sichtbar. Man spricht in diesem Zusammenhang vom so genannten Beinödem. Meist beginnen die Probleme in Höhe des Knöchels. Aus einem Spannungsgefühl an den Fesseln entwickelt sich im Lauf des Tages eine Schwellung, die abends deutlich zu spüren ist. Drückt man kräftig mit einen Finger darauf, bleibt ein Abdruck.

Durch das Hochlagern der Beine (möglichst den ganzen Abend) und durch die Nachtruhe in liegender Position bilden sich Beinödeme wieder zurück. Morgens sind die Beine dann so schlank wie zuvor.

Da Ödeme auch viele andere Ursachen haben können, muss die Diagnose eindeutig sein. Wiederkehrende venös bedingte Ödeme müssen mit einer elastischen Binde straff gewickelt werden (siehe Seite 40ff.).

Weitere Gesundheitsmaßnahmen bei Ödemen sind:

- Keine übermäßige Flüssigkeitszufuhr
- Wenig Kochsalz
- In hartnäckigen Fällen möglichst natürliche Entwässerungsmittel (Diuretika)

Venenwirksam und mild entwässernd wirkt eine Teemischung aus Brennnessel- und Buchweizenkraut, Hamamelis- und Rosskastanienblättern, Stiefmütterchenkraut und Ringelblumenblüten. Trinken Sie davon zwei Wochen lang täglich zwei Tassen.

Mögliche Komplikationen

Zu den Komplikationen, die bei Krampfadern zu befürchten sind, zählen Ödeme, die mit Beinkrämpfen einhergehen. Auch Thrombosen sind nicht ausgeschlossen (siehe Seite 26ff.).

Hautveränderungen wie Blaufärbungen, Pigmentstörungen, Ekzeme und Verhärtungen sind ein Alarmsignal: Durch den unzureichenden Transport von Nährstoffen und Sauerstoff wird das Gewebe nicht ausreichend versorgt. Die Haut verhärtet zusehends und wird dadurch leichter verletzbar. Kleine und kleinste Verletzungen führen zu Gewebedefekten, die sich aufgrund der schlechten Durchblutung dieser Region schnell vergrößern. Die Wunde heilt schlecht und geht in ein Unterschenkelgeschwür, das offene Bein (Ulcus cruris), über.

Die Stauung einer Vene kann längerfristig aber auch einen Gelenkverschleiß nach sich ziehen – besonders gefährdet sind die Kniegelenke. Denn auch die Gelenke werden unter diesen Umständen unzureichend mit Nährstoffen versorgt. Sie sind jedoch für den Erhalt der vollen Beweglichkeit unabdingbar.

Krampfadern und Schwangerschaft

Eine Schwangerschaft begünstigt die Entstehung bzw. die Verschlimmerung bereits bestehender Krampfadern aus mehreren Gründen:

- Homonelle Veränderungen bewirken eine Erweiterung der venösen Gefäße.
- Die zu transportierende Blutmenge erhöht sich um 20 bis 25 Prozent.
- Mit der Gewichtszunahme wächst auch die Belastung für die Beine.
- Das Körpergewicht des ungeborenen Kindes übt einen Druck nach unten aus und kann auf diese Weise die Bauch- und Beckenvenen stauen.

So können Sie Krampfadern wirksam vorbeugen:

- Für Kompression sorgen (siehe Seite 40ff.)
- Die Beine so oft wie möglich hoch lagern
- Viel Bewegung
- Wärme meiden (Bäder, Sonnenbäder)

Die Schmerzen richtig einordnen

Sowohl bei arteriell als auch bei venös verursachten Beinschmerzen kann man nicht mehr sehr lange gehen. Bei venösen Störungen schmerzt das ganze Bein, und dieses Gefühl lässt auch beim Stehen nicht gänzlich nach. Bei arteriell bedingten Durchblutungsstörungen sind die Schmerzen lokal begrenzt. Während gestaute Venen eher ein Gefühl auslösen, als würde das Bein platzen, entsteht der arterielle Schmerz in der Muskulatur. Beim Stehen ist man jedoch vorübergehend ganz oder teilweise schmerzfrei.

Eine messbare Zunahme des Umfangs von Unter- oder Oberschenkel, Schmerzen entlang der Venen oder eine leichte Blaufärbung der Haut am Bein sind fast immer ein sicherer Hinweis auf eine Thrombose.

Die Venenthrombose

Eine Venenthrombose (Phlebothrombose) liegt vor, wenn es im Bereich der tiefen Venen zu einem Verschluss oder Teilverschluss durch ein Blutgerinnsel (Thrombus) kommt. In 90 Prozent der Fälle sind die Bein- und Beckenvenen betroffen, nur zehn Prozent der Fälle betreffen hingegen die Arme und Schultern.

Die Bildung eines Blutgerinnsels

Mehrerer Umstände führen dazu, dass es zur Entstehung eines Blutgerinnsels kommen kann:

- ▶ Schäden an der Gefäßinnenwand
- ▶ Verlangsamung der Fließgeschwindigkeit des Bluts
- ▶ Erhöhung der Gerinnungsbereitschaft des Bluts

Gebildet wird ein Thrombus (ein durch Blutgerinnung in den Gefäßen und an der Herzwand entstandenes Blutgerinnsel) aus demselben Material, das für den Wundverschluss sorgt: dem netzförmig angeordneten Gerinnungseiweißstoff Fibrin. In seinem Netz befinden sich rote und weiße Blutkörperchen, vor allem aber Blutplättchen (Thrombozyten). Ein Thrombus wird mit dem Blutstrom fortbewegt und keilt sich an einer Stelle ein, an der sich das Blutgefäß verjüngt. Im arteriellen System passiert dies sehr schnell, weil sich die Gefäße stromaufwärts stark verzweigen und enger werden. Im venösen System werden die Gefäße in Richtung Herz immer größer, so dass der Thrombus sich schnell fortbewegen kann.

Kurze Fieberschübe, die mit einem nicht erklärlichen Hustenreiz einhergehen, können unter Umständen auf eine Lungenembolie hindeuten. Benachrichtigen Sie bei diesen Anzeichen sofort einen Arzt.

Lebensgefährliche Komplikation Lungenembolie

Ein Thrombus (oder ein Teil davon), der sich von der Gefäßwand gelöst hat, wird als Embolus bezeichnet, weil das Blutgerinnsel unter Umständen eine Lungen-embolie auslösen kann: Es erreicht und durchläuft die rechte Herzkammer, tritt in die Lungenarterie ein und verstopft diese. Es kommt zu einer Lungenembolie.

Krampfadern und Thrombosen

Menschen mit Krampfadern sind stärker thrombosegefährdet als andere. Durch die Aussackungen der Venenwand bildet das Blut Wirbel, fließt an manchen Stellen schnell, an anderen sehr langsam. Dort, wo es langsam fließt, setzt sich das Blut ab, und es entsteht ein so genannter Abscheidungsthrombus. Auch die Folgen des Mäandereffekts (siehe Seite 21) begünstigen die Entstehung eines Blutgerinnsels.

Akuter und chronischer Verlauf

Die tiefe Venenthrombose kann mit oder ohne Entzündung einhergehen. Wächst das Gerinnsel langsam und bestehen noch gute Abflussmöglichkeiten über andere Venen, so verläuft eine Thrombose nahezu beschwerdefrei und ohne dass der Betroffene etwas davon spürt.
Anders sieht es im akuten Fall des kompletten Verschlusses einer tiefen Vene aus. Es kommt sehr schnell zu folgenden Symptomen:

- Schmerzhafte Schwellung des Beins
- Meßbare Umfangvergrößerung
- Bläuliche Verfärbungen
- Puls und Körpertemperatur steigen an
- Auf Druck schmerzt die betroffene Region

Ein bewährtes Hausmittel, mit dem man Venenschwellungen verhindern kann, sind kühle Fußbäder – vorausgesetzt, man führt sie regelmäßig durch. Achten Sie jedoch darauf, dass das Wasser nicht eiskalt ist.

Spätfolgen – das postthrombotische Syndrom

Bei einer Thrombose ist zwischen den sofort eintretenden Schmerzen und den Spätfolgen zu unterscheiden. Die durch die Thrombose hervorgerufene Abflussbehinderung kann nur vorübergehend sein. Zum postthrombotischen Syndrom kommt es, wenn keine Umgehungswege gefunden werden. Positiv zu vermelden ist hier, dass natürliche Regenerations- und Reparaturprozesse in ein bis zwei Jahren die Durchlässigkeit der Venen wiederherstellen können.
Trotzdem: Eine tiefe Venenthrombose hinterlässt immer auch Dauerschäden. Die Zerstörung der Venenklappen durch das Gerinnsel sowie die Vernarbung der Venenwand haben Zirkulationsstörungen zur Folge. Diese Abflussstörungen werden als postthrombotisches Syndrom bezeichnet. Es tritt manchmal sogar an beiden Beinen auf, da etwa jede dritte Venenthrombose auch beide Beine betrifft. In vier von fünf Fällen ist mit späteren Komplikationen zu rechnen.
An den bereits in Mitleidenschaft gezogenen Stellen können sich erneut Thrombosen bilden, die dauerhafte Beschwerden wie Schmerzen, Beinkrämpfe, Ödeme und dergleichen verursachen können. Die Haut über dem betroffenen Gebiet verhärtet und verfärbt sich, und dies kann die Entwicklung eines offenen Beins einleiten.

Die Operation als Vorbeugemaßnahme

Eine Möglichkeit, das postthrombotische Syndrom zu verhindern, ist die Operation. Dabei wird der Thrombus mit dem Skalpell entfernt. Voraussetzung ist jedoch, dass das Blutgerinnsel rechtzeitig erkannt wurde und zum Zeitpunkt der Operation nicht älter als sechs Tage ist (näheres dazu siehe Seite 26ff.).

Bewegungsmangel kann eine Venenentzündung begünstigen – daher sind regelmäßige Gymnastik und medizinische Kompressionsstrümpfe die beste Vorsorge, um Entzündungen zuvorzukommen.

Entzündung der oberflächlichen Venen

Weniger dramatisch als die tiefe Venenthrombose, aber dennoch nicht auf die leichte Schulter zu nehmen, ist eine Entzündung der oberflächlichen Venen (Thrombophlebitis). In den meisten Fällen entzünden sich Krampfadervenen; es können jedoch auch bislang gesunde Venen sein. Venenentzündungen betreffen in erster Linie Frauen: Bei etwa 20 Prozent der weiblichen Bevölkerung kommt es im Lauf des Lebens irgendwann einmal zu einer oberflächlichen Venenentzündung. Von den Männern ist nur etwa jeder 20. betroffen.

Ursachen und Symptome

Auch die oberflächliche Venenentzündung wird durch ein Blutgerinnsel ausgelöst. Aufgrund einer Erhöhung des Venendrucks entzündet sich die Gefäßwand, und es bildet sich ein Thrombus.
Ursache ist fast immer eine Venenstauung, nur in seltenen Fällen stehen die Entzündungen im Zusammenhang mit kleineren Verletzungen, hervorgerufen beispielsweise durch eine Injektionsnadel oder einen Insektenstich.
Die Symptome treten plötzlich auf: Im Verlauf der oberflächlichen Vene kommt es zu einer Rötung und Verhärtung. Die betroffene Stelle (meist an einem der Unterschenkel) tritt gut sichtbar hervor und fühlt sich heiß an. Der Schmerz ist dumpf und ziehend, er vergeht bei Bewegung oder Hochlagerung. Es können mehrere Wochen vergehen, bis die Entzündung abgeklungen ist.

Das Risiko nicht unterschätzen

Im Allgemeinen ist eine oberflächliche Venenentzündung harmlos, weil dem Blut genügend andere Abflussmöglichkeiten zur Verfügung stehen. Dennoch: Oberflächliche Venenentzündungen können im Zusammenhang mit tiefen Venenthrombosen stehen. Treten sie häufiger auf, sollte den Ursachen auf den Grund gegangen werden.

Blutgerinnsel im oberflächlichen Venensystem neigen nicht dazu, sich abzulösen, sondern bleiben stattdessen an der Wand des Blutgefäßes hängen. Die Gefahr, im Verlauf einer Venenentzündung eine Lungenembolie zu bekommen, ist deshalb gering.

Das offene Bein

Unter einem offenen Bein (Ulcus cruris) versteht man ein oft schlecht heilendes Geschwür mit defektem oder absterbendem Gewebe. Es tritt stets im Bereich des unteren Drittels des Unterschenkels auf.
Ein Unterschenkelgeschwür ist das Endglied einer Kette chronischer Prozesse im Venensystem: Eine Stauung in den Venen führt zu Versorgungsstörungen des Gewebes. Die Folgen sind Juckreiz, Blaufärbung der Haut, Pigmentstörungen, Flechten, Hautverhärtungen, schließlich Hautschwund. Weil die Versorgung des Gewebes schlecht ist, sterben die Gewebezellen ab, es bildet sich ein Geschwür.

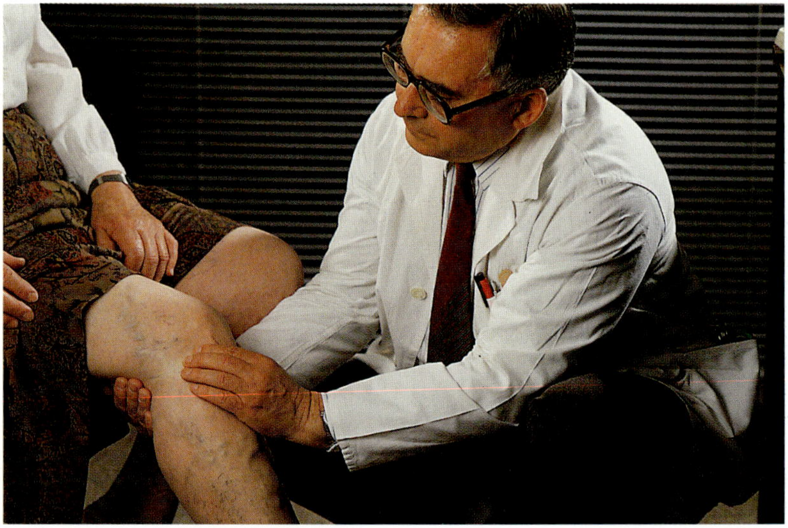

Bei den ersten Anzeichen für eine Venenstörung, wie z. B. Juckreiz oder Schweregefühl in den Beinen, sollten Sie umgehend einen Experten konsultieren. Er kann feststellen, um welche Art von Venenleiden es sich handelt.

Ursache – chronisch venöse Insuffizienz

Die Entstehung des offenen Beins steht also in einem ursächlichen Zusammenhang mit Zirkulationsstörungen in den Beinvenen, der chronisch venösen Insuffizienz (CVI). Diese chronische Venenschwäche hat ihre Ursache in Rückflussstörungen, deren Schwere in drei Stadien eingeteilt wird.

Stadium 1

Die oberflächlichen Venen sind erweitert (primäre Krampfadern), je nach Lage kann es zur Bildung von Ödemen kommen. Die Verbindungsvenen und die tiefen Venen verfügen noch über intakte Klappen. Die Wadenmuskelpumpe arbeitet normal.

Stadium 2

Die Venenklappen in den Verbindungsvenen und in den tiefen Venen sind defekt. Die Wadenmuskelpumpe funktioniert nicht mehr reibungslos, während der Erschlaffungsphase wird das tiefe System durch den hohen Anteil an Pendelblut sofort wieder aufgefüllt.
Die Folgen sind weitergehende Ernährungsstörungen von Haut und Unterhaut. Es treten Hautverfärbungen und Hautentzündungen auf (Stauungsdermatitis). Zu verzeichnen ist der Verlust der Hautelastizität, es bildet sich eine dünne, etwas glänzende, leicht verletzbare Haut. In diesem Stadium kommt es häufig zu Thrombosen, Venenentzündungen und sekundären Krampfadern.

Stadium 3

Es besteht die Gefahr, dass sich Unterschenkelgeschwüre entwickeln und die Haut aufbricht (offenes Bein).
Alle in Zusammenhang mit den verschiedenen Krankheitsstadien beschriebenen Veränderungen und Erkrankungen können vereinzelt, aber auch gleichzeitig auftreten. Bei 80 Prozent der schlecht heilenden Unterschenkelgeschwüre ist eine chronisch venöse Insuffizienz die Ursache. Unterschieden werden die Unterschenkelgeschwüre in zwei Formen (siehe Seite 32).

Im Zusammenhang mit der Diagnose »offenes Bein« sollte immer überprüft werden, wie es um die Funktion der Venenklappen bestellt ist. Dazu stehen zwei Tests zur Verfügung, die Sie ganz einfach selbst durchführen können (siehe Seite 36f.).

Ulcus varicosum

Von einem Ulcus varicosum spricht man, wenn das Unterschenkelgeschwür das Resultat eines schon lange bestehenden primären Krampfaderleidens ist. Etwa ein Viertel der Betroffenen leidet unter dieser Geschwürform. Das Ulcus varicosum ist wenig schmerzhaft, es sei denn, es liegt in der Nähe eines Knochenvorsprungs. Es kann trocken oder nässend verlaufen. Bildet sich auf dem Geschwür ein gelblicher Belag, liegt eine bakterielle Infektion vor, die mit Antibiotika behandelt werden sollte. Oft ist die Haut um das Geschwür flechtenartig verändert, oder es wird Pilzbefall festgestellt. Diese Art des offenen Beins tritt in den allermeisten Fällen in der Knöchelregion auf, nur selten auf dem Fuß- oder Zehenrücken.

Wünschenswert wäre es, so häufig wie möglich barfuß zu gehen und jeden Morgen vor der Arbeit Wasser oder Tau zu treten. Meist fehlt im Alltag die Zeit für solche Maßnahmen, am Wochenende oder im Urlaub kann man seinen Gefäßen damit aber sehr viel Gutes tun.

Ulcus postthromboticum

Diesem Unterschenkelgeschwür liegt eine tiefe Venenthrombose zugrunde. 75 Prozent der Kranken haben eine entsprechende Vorgeschichte. Das Ulcus postthromboticum ist oft an den gleichen Stellen zu finden wie das Ulcus varicosum. Es kann aber auch an der Haut über der Schienbeinkante, an den Regionen hinter den Knöcheln sowie an der Unterschenkelinnenseite auftreten.
Das Geschwür ist in den meisten Fällen wesentlich größer als das krampfaderbedingte, seine Schwellung ist auffälliger, und es schmerzt auch deutlich mehr.

Folgeerscheinung einer Thrombose

In den meisten Fällen geht dem offenen Bein eine Thrombose voraus. Diese Erkrankung schädigt gleich drei große Organsysteme:

- Den so genannten sympathischen Grenzstrang (Geflecht des vegetativen Nervensystems)
- Die tiefen Lymphbahnen (dadurch wird auch die Ausschwemmung von Gewebeflüssigkeit verringert)
- Die oberflächlichen und die tiefen Venen

Häufig betroffene Körperstellen

Die Körperstelle, an der es zur Entwicklung eines Unterschenkelgeschwürs kommt, gibt fast immer Aufschluss darüber, ob es durch venöse oder durch arterielle Durchblutungsstörungen bedingt ist.

- **Meist arteriell verursacht:**
  Fußrücken
  Schienbeinkante
  Außenknöchel
- **Meist venös verursacht:**
  Unterschenkelinnenseite
  Innenknöchel

Schlechte Heilungschancen

Bei allen Unterschenkelgeschwüren treten nach längerem Stehen oder Laufen Schmerzen in den Beinen auf. Die Schwellungen werden im Verlauf des Tages schlimmer, nachts gehen sie zurück.
Die Geschwüre heilen schlecht und breiten sich anfangs zusehends aus. Sind sie nach einer meist langwierigen Behandlung (siehe Seite 37ff.) endlich geschlossen, genügt oft eine kleine Verletzung, um sie erneut aufbrechen zu lassen.

Von venösen Erkrankungen sind vorwiegend Frauen betroffen, bei Krampfaderleiden ist das Verhältnis von Frauen zu Männern 3:1. Offene Beine entstehen zu 80 Prozent durch venöse Durchblutungsstörungen, zu zehn Prozent durch arterielle und zu zehn Prozent infolge einer Infektion.

Untersuchungsmethoden

Wenn Sie den Verdacht haben, dass bei Ihnen eine venöse Durchblutungsstörung besteht, begeben Sie sich umgehend in die Hände eines erfahrenen Internisten oder eines auf Gefäßkrankheiten spezialisierten Arztes oder Heilpraktikers. Damit Sie darauf gut vorbereitet sind, ist es wichtig, sich im Vorfeld umfassend zu informieren.

Das Erstgespräch

Eine erste wichtige Untersuchungsmethode ist die genaue Aufnahme Ihres konkreten Falls, die Anamnese. Je genauer die Beschwerden beschrieben werden, desto eher können daraus die richtigen Rückschlüsse gezogen werden.

Folgende Themenkreise sollten im Erstgespräch behandelt werden:

- Alle auftretenden Symptome (siehe Symptomkatalog Seite 39)
- Alles, was Sie über venöse Beschwerden in Ihrer Familie wissen
- Zeitpunkt des ersten Auftretens von Beschwerden
- Frühere Thrombosen
- Berufliche Belastungen wie stehende oder sitzende Tätigkeit sowie extrem warme Arbeitsräume (z. B. Gastronomieküche, Hochofen)
- Das Rauchen (nur ehrliche Angaben bringen Sie weiter)
- Einnahme der Pille (ob, seit wann, mit welchen Unterbrechungen)
- Operationen im Bauchraum, an Beinen, Hüften und Knien
- Belastung durch Krankheiten wie Herzinsuffizienz oder Diabetes mellitus (auch in der Familie)
- Einnahme von Medikamenten, die die Fließeigenschaften des Bluts beeinflussen

Um die Risiken, die mit der Einnahme der Antibabypille verbunden sind, möglichst gering zu halten, sollten nur Präparate mit einem niedrigen Gestagengehalt und einem Östrogenanteil von weniger als 50 Mikrogramm eingenommen werden.

Die Inspektion der Beine

An das Anamnesegespräch schließt sich zunächst meist eine rein optische Begutachtung der Beine an. Geachtet wird auf:

- Sichtbare Schwellungen und Umfangsunterschiede von Beinen und Füßen. Sind beide Beine symmetrisch geschwollen, ist auch die Möglichkeit einer Herzschwäche in Erwägung zu ziehen.
- Veränderungen der oberflächlichen Venen wie Besenreiser, netzförmige Krampfadern, Stammvarizen der Vena saphena, lokale Blaufärbungen. Sind letztere stark ausgeprägt, so besteht ein Verdacht auf eine massive Beinvenen- oder Beckenvenenthrombose.
- Hautveränderungen wie Pigmentstörungen, Ekzeme, Ernährungsstörungen der Haut (Einrisse, Papier- oder Glanzhaut), abgeheilte oder offene Unterschenkelgeschwüre, Narben.

Die manuelle Untersuchung

Das genaue Abtasten der Beine bringt weitere wesentliche Befunde. Wichtig ist die manuelle Untersuchung vor allem im Hinblick auf die Einschätzung des Krankheitsverlaufs. Aufschlüsse geben hier:

▶ Lokale Überwärmungen (Zeichen einer akuten Entzündung)
▶ Verhärtungen von Venen (oberflächliche Venenentzündung)
▶ Druckschmerz über der Vena saphena
▶ Verhärtungen der Haut
▶ Unterhautschwund (besonders am Schienbein)
▶ Druckschmerz an der Wade
▶ Druckschmerz unter der Fußsohle (in vielen Fällen Zeichen einer tiefen Venenthrombose)
▶ Wasseransammlungen (Ödeme) auf dem Fußrücken, oberhalb des Knöchels und am Schienbein
▶ Ausprägung des Pulses am Fuß und in der Kniekehle. Ist der Puls an diesen Stellen schlecht oder gar nicht tastbar, könnte das auf eine arterielle Störung hinweisen.

Funktionstests der Venen

Zur Überprüfung der Funktionstüchtigkeit der Venen stehen verschiedene Tests zur Verfügung. Drei davon sind besonders gebräuchlich, weil die Zuverlässigkeit der Ergebnisse hoch ist. Zwei weitere können Sie (mit etwas Unterstützung) auch zu Hause durchführen.

Ultraschalldoppler

Mit einer stiftartigen Sonde werden Ultraschallwellen in eine Vene oder in eine Arterie gesendet, die vom fließenden Blut zurückgeworfen werden. In akustische Signale oder Aufzeichnungen umgesetzt, zeigen sie die Strömungsgeschwindigkeit des Bluts an. Auf diese Weise können Verlangsamungen und Strömungsstopps festgestellt werden.
Mit Hilfe des Ultraschalldopplers lässt sich der Verlauf jeder Krampfader bis zu ihrem Ursprungsort zurückverfolgen. Darüber hinaus kann man mit diesem Verfahren die Klappenfunktion sowie die Durchgängigkeit der Venen überprüfen. Dazu werden so genannte Provokationstests durchgeführt: Während die Sonde auf bestimmte Punkte der Vene aufgesetzt wird, drückt man die Oberschenkelmuskulatur zusammen und übt dadurch Druck auf die Fußsohle aus. Mit diesem Verfahren werden auch Thrombosen diagnostiziert.

Der Ultraschalldoppler macht sich den so genannten Dopplereffekt zunutze: Weil die Tonhöhe einer Schallquelle je nach Abstand zwischen Schallquelle und Empfänger variiert, können mittels Schallwellen die Strömungsrichtung und -geschwindigkeit des Bluts gemessen werden.

Apparative Verfahren sind auf jeden Fall dann sinnvoll, wenn der Arzt den Zustand der Venen nicht genau diagnostizieren kann; weiterhin dann, wenn der Verdacht auf Thrombose besteht oder wenn Operationen anstehen.

Röntgenkontrastdarstellung der Venen

Bei der so genannten aszendierenden Phlebografie wird am Fußrücken ein Kontrastmittel in eine Vene eingebracht, das dieses Blutgefäß im Röntgenbild sichtbar macht. Für den Patienten ist diese Methode ein wenig unangenehm, sie ermöglicht aber immer noch die sicherste Darstellung der venösen Abflussverhältnisse.

Farbige Duplex-Ultraschalluntersuchung

Zu dieser Untersuchungsmethode wird immer häufiger gegriffen. Die Technik ist relativ neu, aus Kostengründen sind aber längst nicht alle Praxen damit ausgestattet.
Bei der Duplex-Ultraschalluntersuchung erhält man auf einem farbigen Bild genaue Informationen über Funktion und Blutfluss der Gefäße (Arterien und Venen), über den Zustand der Venenklappen und über eventuell vorhandene Thrombosen.

Trendelenburg-Test

Mit dieser Methode lässt sich die Klappenfunktion der Beinvenen testen. Mit etwas Hilfe können Sie den Test auch ganz einfach zu Hause durchführen:

- Lagern Sie Ihr Bein in Hüfthöhe waagrecht.
- Streichen Sie die Venen vom Fuß zum Herz hin aus.
- Stauen Sie die Vena saphena unterhalb der Leiste: Eine andere Person legt ganz oben an Ihrer Leiste einen Gürtel um den Oberschenkel, schiebt zwei Finger darunter und zieht diesen so fest, dass er eng anliegt, die Finger aber noch gut herausgezogen werden können.
- Stehen Sie nun wieder auf. Die andere Person misst mit Hilfe eines Sekundenzeigers, in welcher Zeit sich die Krampfadern wieder auffüllen: Sind es weniger als 20 Sekunden, besteht ein dringender Verdacht auf Insuffizienz der Verbindungsvenen. Ist nach 30 Sekunden noch immer keine Wiederauffüllung der Krampfadern zu beobachten, so sind die Verbindungsvenen intakt.
- Lösen Sie den Stau. Wenn sich die Vene sehr schnell wieder von oben nach unten füllt, sind die Mündungsklappen zum tiefen Venensystem nicht mehr intakt.

Perthes-Test

Dieses Verfahren dient der Überprüfung der Verbindungsvenen und der tiefen Beinvenen. Sie können den Test auch sehr gut selbst zu Hause durchführen:

- Sehen Sie sich die Krampfadern an Ihren Beinen genau an. Reichen sie bis zum Knie, oder gibt es auch noch kleinere in Höhe des Knies?
- Stauen Sie den Unterschenkel mit einem Gürtel oberhalb der höchsten Krampfader (entweder unter oder knapp über dem Knie, auf keinen Fall aber höher).
- Gehen Sie mit dem gestauten Bein umher, damit die Muskelpumpe aktiviert wird. Überprüfen Sie die Krampfadern. Haben sie sich beim Gehen entleert, so sind das tiefe Venensystem und die Verbindungsvenen intakt. Es handelt sich also um eine primäre Varize.

Wenn Sie beim Perthes-Test den Unterschenkel stauen, sollten Sie unbedingt daran denken, vor dem Anziehen des Gürtels zwei Finger unterzuschieben – so vermeiden Sie, dass der Druck auf die Gefäße zu stark wird.

Therapieziele

Um venösen Erkrankungen vorzubeugen bzw. diese wirksam und rechtzeitig behandeln zu können, ist es wichtig, sich möglichst schnell Klarheit über die Therapieziele zu verschaffen. So sind z. B. nicht alle Maßnahmen ohne weiteres täglich durchführbar. Entscheidend sind also zunächst jene Therapieziele, die man mit einer Grundtherapie erreichen kann. Unterstützende Maßnahmen kommen je nach Zeit und Gelegenheit hinzu.

Verbesserung des venösen Rückstroms

Das wichtigste Ziel bei Venenerkrankungen ist die Verbesserung oder Wiederherstellung des venösen Rückflusses, da diese Störung die Ursache einer Reihe von Folgeerkrankungen ist. Dazu gehören sekundäre Krampfadern und die chronisch venöse Insuffizienz (CVI).
In diesem Zusammenhang sind solche Maßnahmen am effektivsten, die aktiv und passiv (durch Kompressionsverbände und Medikamente) die Spannung und die Form der Venenwand wiederherstellen oder aber die Fließeigenschaften des Bluts verbessern.

Aussschwemmung von Ödemen

Ein chronisches Ödem behindert den Zellstoffwechsel des Gewebes und fördert dadurch die Entzündungsbereitschaft, wie auch umgekehrt eine Entzündung zu einem Ödem führen kann.
Hier hat sich eine Kombinationstherapie ausgezeichnet bewährt, die die medikamentöse Ödembehandlung mit den Möglichkeiten der physikalischen (z. B. Hydrotherapie) sowie der medikamentösen Entzündungstherapie (z. B. mittels Enzymen) ergänzt.

Damit eine ganzheitlich orientierte Therapie erfolgreich sein kann, ist es unabdingbar, bereits bestehende Grunderkrankungen wie erhöhten Blutdruck, Rechtsherzinsuffizienz und Diabetes mellitus zu behandeln.

Verbesserung der Mikrozirkulation

Viele Betroffene weisen nicht nur Schwächen im venösen System der Beine auf, sondern auch im arteriellen und vor allem in der Mikrozirkulation. Das trifft häufig bei Bluthochdruck- und Diabetespatienten zu. Eine eingeschränkte Mikrozirkulation kann schon bei geringen Schwächen im venösen System Folgeschäden nach sich ziehen. So führt z. B. eine chronisch venöse Insuffizienz (CVI), verbunden mit Mikrozirkulationsstörungen, schon bei Bagatellverletzungen zum offenen Bein. Bewährt haben sich dabei Heilfasten, Aderlass und vor allem die medikamentöse Behandlung mit Ginkgopräparaten.

Motivierung des Patienten

Bei erblicher Belastung oder bei erhöhtem Risiko (z. B. durch Schwangerschaft) ist eine Dauerbehandlung angezeigt, um Komplikationen rechtzeitig vorzubeugen.
Ein bestehendes Krampfaderleiden kann gar nicht rückgängig gemacht werden, eine beginnende chronisch venöse Insuffizienz nur sehr schwer. Deshalb ist die Motivierung des Patienten eine der Hauptaufgaben des behandelnden Arztes oder Heilpraktikers. Konsequenz in der Vorbeugung und in der Dauertherapie ist ein ausgesprochen wichtiges Therapieziel. Bei entsprechender Mitarbeit der Betroffenen ist es in diesen Stadien möglich, Schlimmeres und Schlimmstes, wie etwa die Entwicklung eines offenen Beins, zu verhindern.

Symptomkatalog Venenerkrankungen

Hier finden Sie die Symptome, die bei Venenerkrankungen auftreten können, stichwortartig zusammengefasst. Die Aufteilung erfolgte unter dem Kriterium, inwieweit sie das Allgemeinbefinden beeinträchtigen. Bitte beachten Sie: Auch wenn noch keine Beschwerden aufgetreten sind, kann im Körper bereits eine negative Entwicklung in Gang gesetzt worden sein. Schwer wiegende Folgen können vermieden werden, wenn rechtzeitig eingegriffen wird.

Allgemeinbefinden wenig oder nicht beeinträchtigt:
Gelegentliche Beschwerden durch eine chronische Rückflussstörung ohne massive entzündliche Vorgänge (Krampfaderleiden, Venenthrombose, chronisch venöse Insuffizienz) Diese Symptome können auftreten:

- Schwere- und Spannungsgefühl in den Beinen
- Zunahme der Beschwerden beim Stehen und Sitzen; nächtliche Beinkrämpfe
- Empfindungsstörungen, wie z. B. Juckreiz
- Ziehende oder stechende Schmerzen
- Unterschenkelödeme
- Hautentzündungen
- Allgemeinbefinden öfter beeinträchtigt
- Beschwerden durch eine chronische Rückflussstörung mit entzündlichen Vorgängen (z. B. oberflächliche oder tiefe Venenentzündung)

Zu den genannten Symptomen treten hinzu:

- Gelegentliches Fieber
- Massive lokale Schmerzen
- Überwärmung des betroffenen Beinabschnitts

Allgemeinbefinden stark beeinträchtigt:

- Dem Patienten geht es schlecht, er fühlt sich krank. In diesem Fall geht es weniger um Beschwerdebilder als um klare Anzeichen einer schweren venösen Rückflussstörung.
- Das Bein ist unterhalb des Knies bzw. an der Innenseite des Oberschenkels elastisch bis prall gefüllt, meist besteht einseitig Bewegungsschmerz. Diese Anzeichen deuten auf eine tiefe Venenthrombose hin.
- Das ganze Bein ist massiv angeschwollen und eventuell bläulich verfärbt, es besteht ein starkes Spannungsgefühl. Möglicherweise liegt eine Beckenvenenthrombose vor.

Unter dem Begriff »Venenerkrankungen« sind Erkrankungen des oberflächlichen und des tiefen Venensystems zusammengefasst. Sie haben eines gemeinsam: Zu spät erkannt können sie schwere Leiden nach sich ziehen.

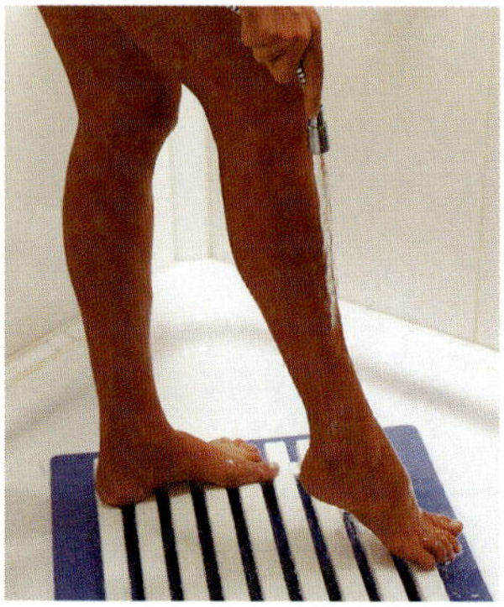

Wasseranwendungen verbessern den Blutkreislauf und sind bei Venenbeschwerden äußerst wirkungsvoll.

Venöse Störungen ganzheitlich behandeln

Wenn die Therapieziele – je nach individuellem Beschwerdebild – festgelegt sind, schließt sich die entsprechende Behandlung an. Welche ganzheitlichen Therapiemöglichkeiten zur Verfügung stehen und infrage kommen, stellt dieses Kapitel zusammen.

Die Kompression

Die Ausübung von Druck (Kompression) ist im Allgemeinen die wichtigste Maßnahme zur Wiederherstellung des venösen Rückflusses. Durch die Kompression kann die Funktion der Venenklappen in den übermäßig erweiterten oberflächlichen Venen und die der Muskelpumpe in den tiefen Venen wiederhergestellt werden.

Verbände mit Kurzzug- oder Idealbinden

Gerade zu Beginn der Therapie ist ein Kompressionsverband mit Kurzzug- oder Idealbinden optimal, da er die normale Funktion des venösen Rückflusses imitiert. Bei Muskelanspannung durch Bewegung werden die Venen durch den Druck dieser festen Binden leer gepresst. Bei Muskelentspannung kann das venöse Blut nachfließen.

Das Angebot an qualitativ hochwertigen Binden für Druckverbände ist groß: Lassen Sie sich in einem Sanitätshaus beraten. Kurzzugbinden sind sowohl in reiner Baumwolle als auch in Baumwolle-Synthetik-Gemischen erhältlich.

Verbände mit elastischen Gummibinden

Der Verband mit einer Gummibinde ist weniger wirkungsvoll, da er elastisch ist und nachgibt. Er unterstützt die Muskelpumpe deshalb in geringerem Maß. Der Hauptgrund, weswegen er immer noch zur Anwendung kommt, ist die Tatsache, dass dieser Verband rutschfest ist und mit stetigem Andruck am Bein bleibt.

Anlegen eines Kompressionsverbands

▶ Die ersten Verbände durch eine Fachkraft anlegen lassen. So bekommt man ein Gefühl für die richtige Festigkeit des Verbands.
▶ Knie- und Fußgelenke beim Einbinden in einem Winkel von etwa 90 Grad anziehen.
▶ Den Fuß beim Wickeln nicht auf den Zehen abstützen.
▶ Das Wickeln an den Zehengrundgelenken unter Einbeziehung der Kleinzehe beginnen. So wird die Ödembildung auf dem Fußrücken vermieden.
▶ Vom Fuß bis zum Wadenansatz eine 8-Zentimeter-Binde benutzen, mit einer 10-Zentimeter-Binde bis zum Knie fortfahren.
▶ Hinter dem Knöchel ein kleines Polster einlegen (z. B. aus Watte oder Schaumstoff), damit sich hier kein Ödem bildet (der Knöchel gehört zu den bevorzugten Stellen für ein offenes Bein).
▶ Die Binden gleichmäßig abrollen, damit es nicht zu einem Blutstau in Richtung Fuß kommt.
▶ Um Schnürfurchen zu vermeiden, die Binden in jeder Schicht zur Hälfte überlappen lassen.
▶ Verband an der Ferse und am Knie mit Leukosilkstreifen sichern.

Wickeltechnik nach Sigg

Für diese Wickeltechnik (grafische Darstellung siehe Seite 43) werden sowohl eine 8- als auch eine 10-Zentimeter-Binde benötigt. Die erste Tour beginnt über den Zehengrundgelenken unter Einbeziehung der kleinen Zehen mit der 8-Zentimeter-Binde. Mit kräftigem und vor allem gleichmäßigem Zug wird bei rechtwinkliger Stellung des Fußes und des Knies die Binde so straff angelegt, dass sich die Zehen blau verfärben (wichtig: Bei Bewegung muss die Blaufärbung des Fußes sichtbar zurückgehen!). Mit der ersten schmaleren Binde werden Fuß und Fußgelenk von den Zehen bis zum Wadenansatz verbunden. Dabei überdecken sich die einzelnen Touren, bis die Binde aufgebraucht ist. Sie läuft mehrfach vom Fuß über das Gelenk bis zum Wadenansatz (keinesfalls jedoch höher!) und zurück.

Ohne Bewegung bringt die Kompressionstherapie so gut wie gar nichts. Weil nur das Zusammenspiel von künstlich ausgeübtem Druck und Bewegung die Beschwerden bessert, sollte man wenigstens zweimal täglich eine halbe Stunde spazieren gehen.

Menschen, die unter Herzschwäche leiden, arteriell bedingte Durchblutungsstörungen in den Beinen haben oder auf das Verbandsmaterial allergisch reagieren, dürfen keine Kompressionsverbände tragen.

Vom Wadenansatz aufwärts wird mit der 10-Zentimeter-Binde (bei dicken Beinen empfiehlt sich eine 12-Zentimeter-Binde) in Achtertouren (Kornährentechnik) bis zur Kniekehle weitergewickelt. Bei jeder Tour zieht man kräftig an. Auf diese Weise bedeckt die Binde den Unterschenkel an jeder Stelle bis hinauf zum Knie.
Achten Sie darauf, dass beide Bindenkanten gleichmäßig angezogen werden, andernfalls entstehen Schnürfurchen, die zu Schmerzen führen können. Die zweite Binde schließt unterhalb des Knies ab. Dieser Verband sollte über Nacht abgenommen werden (Ausnahmen nur bei ausdrücklicher Verordnung durch den Arzt oder Heilpraktiker).

Wickeltechnik nach Pütter

Für diese Wickeltechnik werden zwei 10-Zentimeter-Binden benötigt. Gewickelt wird von oben nach unten. Sie beginnen also an der Innenseite des Unterschenkels oberhalb des Knöchels (grafische Darstellung siehe Seite 44). Die erste Tour führt von innen nach außen und dann über die Innenseite der Ferse zur Fußsohle. Weiter geht es in einer Achtertour über die Beugeseite des Fußgelenks auf die Rückseite der Fessel. Die erste Binde wird an der Außenseite der Ferse zur Fußsohle und in derselben Weise zur Fessel zurückgeführt. Dann wird die Binde auf der Außenseite des Fußes bis zum Zehenballen und zirkulär um diesen herumgeführt, anschließend verläuft sie durch das Längsgewölbe über den Fußrücken zum äußeren Knöchel. Die weitere Bindenführung am Unterschenkel führt in schrägen Touren zur Kniekehle und dann zirkulär um den Unterschenkel herum. Infolge der konischen Form der Waden geht es jetzt schräg nach unten, bis schließlich die ganze Wade eingewickelt ist.
Die zweite Binde beginnt gegenläufig am äußeren Knöchel und wird über das Fußgelenk zur Ferse und über diese hinweg gespannt. Dabei die Binde sehr straff anziehen, so dass das Fersenbein gedrückt wird (in diesem Fall nach außen). Mit der nächsten Tour fixiert man den unteren Rand der Fersentour, mit der folgenden Tour deren oberen Rand in der Fesselgegend. Die Binde verläuft anschließend einmal zirkulär um den Fuß herum und zum Unterschenkel zurück.

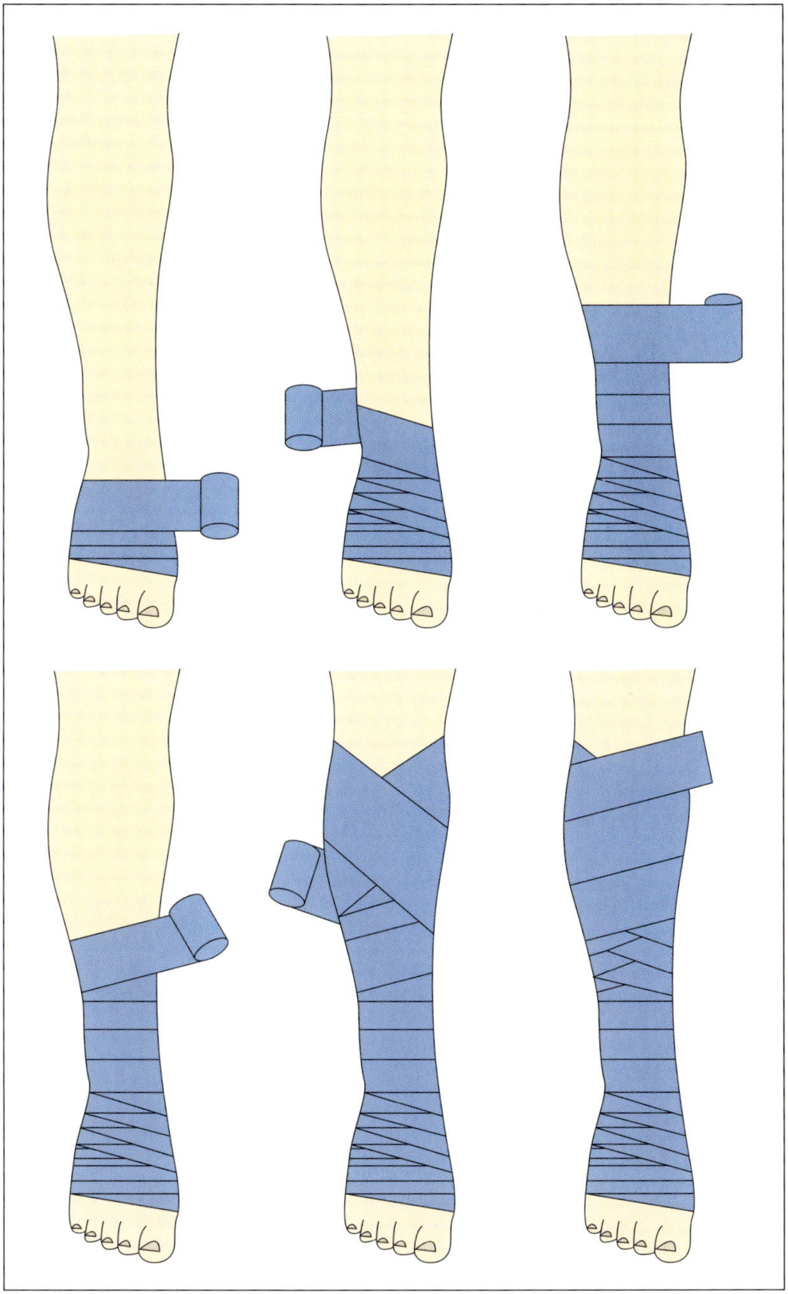

Kompressionsverbände sind einfache und preiswerte – meist vom Patienten selbst anwendbare – Behandlungsmethoden. Außerdem bewirken sie meist eine schnelle Besserung der Beschwerden.

Generell ist ein mehrere Tage bleibender Dauerverband wirkungsvoller als ein täglich gewechselter. Ein Kompressionsverband nach der Sigg-Wickeltechnik sollte aber nachts abgenommen werden.

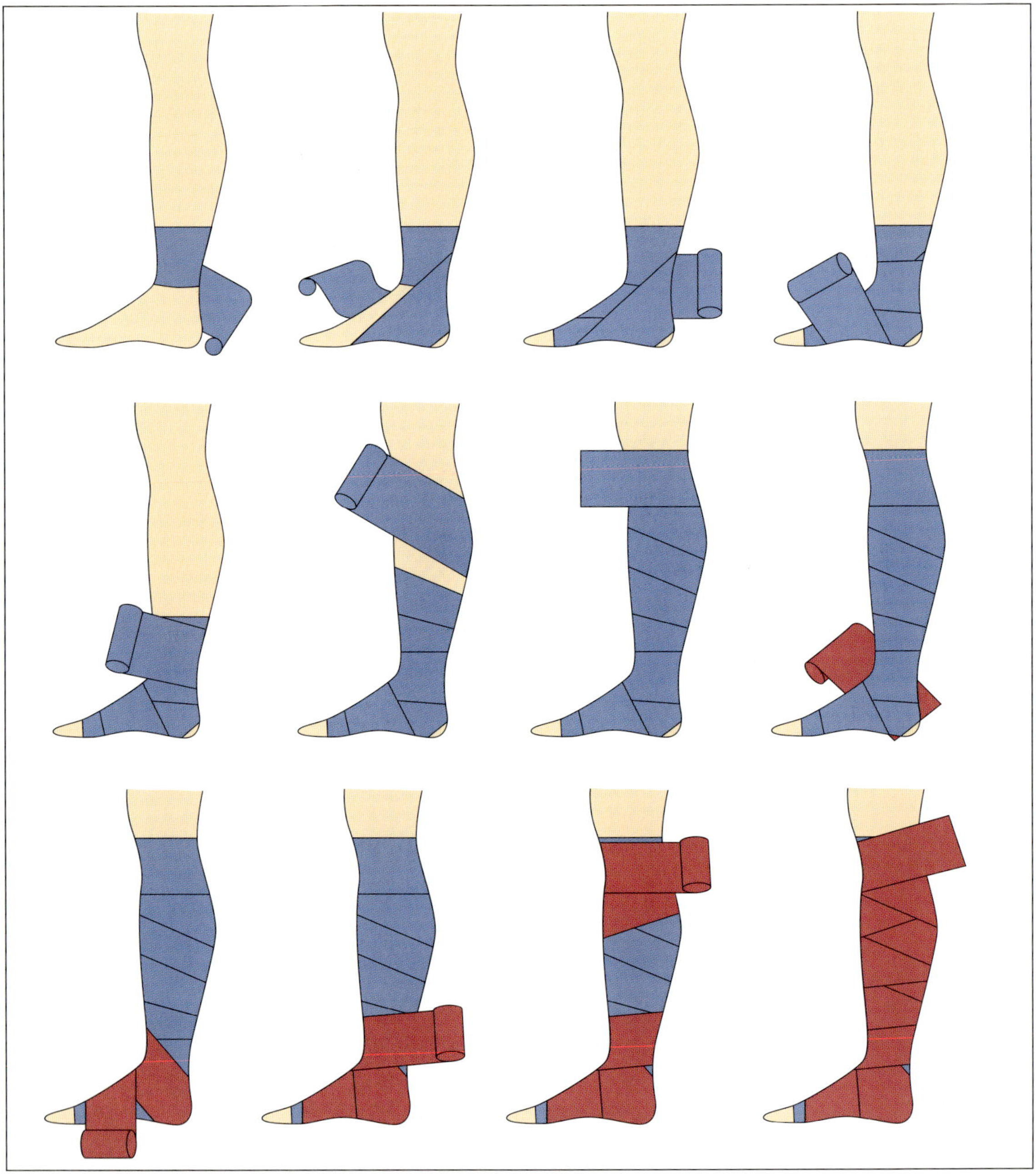

Vor- und Nachteile beider Techniken

Der Kurzzugbinden-Kompressionsverband nach Sigg erzeugt sowohl in Bewegung als auch in Ruhestellung den höchsten Druck. In der Regel muss er nachts abgenommen werden. Von Vorteil sind seine leichte Erneuerbarkeit und seine besonders große Wirkung.

Liegt zusätzlich zu den Venenbeschwerden die arterielle Verschlusskrankheit vor (siehe Seite 65f.), ist der Sigg-Verband der gefährlichste aller Kompressionsverbände.

Der Pütter-Verband bewirkt einen geringeren Druck bei Bewegung und Ruhe. Sein Vorteil liegt in der hohen Rutschfestigkeit, so dass man nicht jeden Tag neu wickeln muss. Auch kann er über Nacht gefahrlos getragen werden. Bei zusätzlicher arterieller Verschlusskrankheit ist der Pütter-Verband der Kompressionsverband der Wahl.

Die Kompressionswirkung, die durch Stützstrümpfe erzielt wird, ist gering – zu gering für venenkranke Beine. Mit Stützstrümpfen kann man höchstens Ermüdungserscheinungen entgegenwirken, wenn die Beine noch gesund sind.

Oberschenkelkompressionsverband

Um einen Oberschenkelkompressionsverband anzulegen, wird die Kniekehle mit einem zwölf Zentimeter breiten Schaumgummipolster ausgelegt. Dann beginnt man mit einer ebenso breiten Schaumgummibinde über der obersten Tour des Unterschenkelverbands zu wickeln: Der Oberschenkel wird bei rechtwinklig gebeugtem Knie spiralförmig nach oben unter gleichmäßigem Druck gewickelt. Über die Schaumgummibinde wickelt man gegenläufig, unter dem gebeugten Knie beginnend und in steilen Spiralen aufsteigend, eine zwölf Zentimeter breite Kurzzugbinde bis zur Leiste und fixiert sie dort.

Stützstrümpfe

Stützstrümpfe eignen sich besonders gut zur Vorbeugung und als zusätzliche therapeutische Maßnahme bei einer beginnenden chronisch venösen Insuffizienz. Mit Stützstrümpfen wird nur ein sehr leichter Druck auf die Muskeln ausgeübt. Sie stellen deshalb bei einer bereits bestehenden Erkrankung keine Alternative zu den beschriebenen Kompressionsverbänden dar.

Ein Verband nach der Pütter-Wickeltechnik (gegenüberliegende Seite) ist wegen seiner Rutschfestigkeit ideal. Er kann auch nachts ohne Probleme getragen werden.

Kompressionsstrümpfe

Grundsätzlich werden Kompressionsstrümpfe (sie sind in den Klassen I bis IV erhältlich) nur angepasst, wenn Ödeme durch Kompressionsverbände und zusätzliche medikamentöse Therapien vollständig beseitigt sind. Bilden sich Ödeme täglich neu, müssen in der Region hinter dem Knöchel unbedingt so genannte Pelotten (Druckpolster) eingefügt werden. Ohne Pelotten sind Kompressionsstrümpfe bei Neigung zu Unterschenkelödemen nutzlos. Die Anpassung von Kompressionsstrümpfen sollte morgens vorgenommen werden, da die Beine völlig entstaut sein müssen. In schweren Fällen sollten Sie daher die Beine schon vor dem Aufstehen wickeln. Kurz vor dem Anpassen wird der Verband wieder abgenommen. Sind die Beine noch immer geschwollen, müssen Sie sie für kurze Zeit hoch legen. Erst dann kann der Kompressionsstrumpf optimal angepasst werden.

Wichtig: Bei alten Menschen sollte die Kompressionsklasse nicht zu hoch gewählt werden. Sie können ansonsten die Strümpfe nicht allein anziehen, weil ihnen oft die nötige Kraft fehlt – denn je höher die Kompression ist, desto schwerer lassen sich die Strümpfe nach oben ziehen. Der größte Druck liegt dabei im Bereich der Fessel, und dieser Druck muss erst einmal überwunden werden.

Falsch angelegte Kompressionsverbände oder -strümpfe, die bei Ödemneigung nicht mit Pelotten (Druckpolstern) versehen sind, können bereits vorhandene Ödeme verstärken und die Entwicklung eines Geschwürs begünstigen.

Bewegungstherapie

Neben der Kompressionsbehandlung ist regelmäßige körperliche Betätigung eine der wichtigsten Maßnahmen bei venösen Störungen. Abgesehen vom reibungslosen Funktionieren der Venenklappen ist vor allen Dingen die Muskelpumpe (unser peripheres Herz) für den venösen Rückfluss bedeutsam. Je öfter und intensiver Patienten ihre Beine bewegen, desto besser arbeitet sie.

Außerdem fördert Bewegung auch die Mikrozirkulation, deren Beeinträchtigung wesentlich zur Symptomatik der chronisch venösen Insuffizienz beiträgt. Regelmäßige und ausreichende Bewegung fördert die venöse wie die arterielle Durchblutung.

Sanft einsteigen

Sie müssen sich nun nicht gleich im Fitnessstudio anmelden und täglich stundenlang trainieren. Bewegung soll Spaß machen und nicht zur Qual werden. Es geht vielmehr um eine generelle Einstellungs- und Verhaltensänderung:

- ▶ Benutzen Sie die Treppe, anstatt mit dem Aufzug zu fahren.
- ▶ Lassen Sie das Auto öfter stehen, und nehmen Sie das Fahrrad.
- ▶ Gehen Sie häufiger zu Fuß, und machen Sie hin und wieder ausgedehnte Spaziergänge.

Besonders Personen, die einer vorwiegend sitzenden oder stehenden Beschäftigung nachgehen und wissen, dass dies der Venengesundheit abträglich ist, sollten etwas unternehmen. Hier lautet die Faustregel: Verschaffen Sie sich alle 30 Minuten drei Minuten Bewegung.

Den meisten Menschen macht Gymnastik zu flotter Musik wesentlich mehr Spaß. Bewegen Sie sich beim täglichen Venentraining also am besten zu Ihrer Lieblingsmusik – sie darf im Takt ruhig etwas schneller sein.

Venengymnastik

Im Gegensatz zur Gymnastik bei arteriellen Durchblutungsstörungen, mit der die Ausdauer trainiert wird, legt man bei der Venengymnastik Wert auf maximale Muskelanspannung. Die folgenden Übungen lassen sich leicht und unauffällig in den Alltag einbauen. Sie sind am Schreibtisch ebenso durchzuführen wie vor dem Fernseher, während eines Vortrags, im Kino oder an der Bushaltestelle.

Trippeln und Wippen

Trippeln Sie auf Zehenspitzen den Flur entlang oder quer durchs Zimmer, den Rückweg absolvieren Sie auf Ihren Fersen. Anschließend gehen Sie noch einmal die gleiche Strecke, indem Sie auf Ihren Füßen wippen – von der Ferse auf die Zehenspitze und wieder zurück.

Fußkreisen und Pedaltreten

Diese Übung wird im Liegen durchgeführt und ist daher eher etwas für zu Hause: Legen Sie sich auf den Rücken, strecken Sie die Beine senkrecht nach oben aus, und lassen Sie die Füße kreisen. Anschließend strecken und beugen Sie die Füße.

Venenwalking ist die ideale Sportart für Venenkranke, da man es mit geringer Belastung des Bewegungsapparats und so gut wie ohne Verletzungsrisiko durchführen kann.

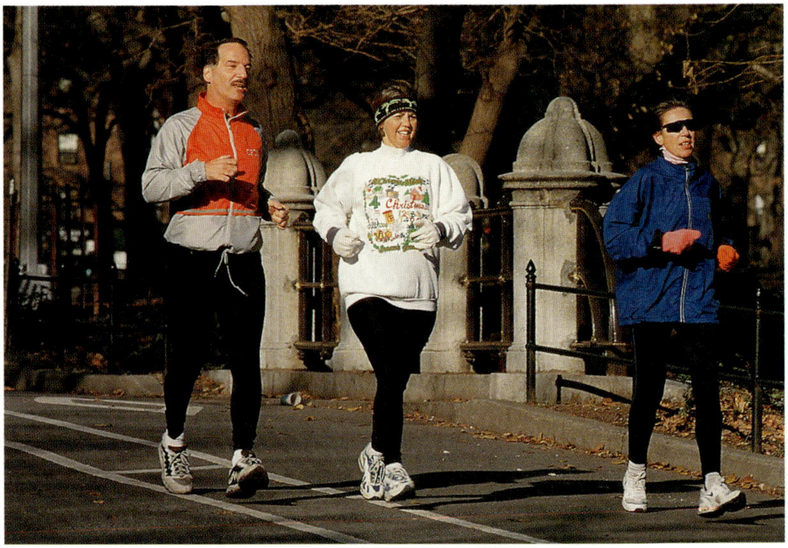

Dauerhafte Erfolge sind bei der Venengymnastik nur durch Regelmäßigkeit zu erzielen. Als Faustregel für das Training gilt: Ein tägliches Übungsprogramm von wenigen Minuten ist besser als einmal in der Woche eine halbe Stunde.

Fußdrehen im Sitzen

Setzen Sie sich auf die Vorderkante Ihres Stuhls, und stützen Sie sich mit den Armen seitlich ab. Nun strecken Sie die Beine leicht gespreizt aus, heben Sie etwas an und drehen die Füße so weit wie möglich nach außen und innen. Wenn die Beine müde werden, legen Sie eine kleine Pause ein. Anschließend wiederholen Sie die Übung noch einmal.

Fahrradfahren im Sitzen

Nehmen Sie die gleiche Position wie bei der vorhergehenden Übung ein, doch statt die Füße nach außen und innen zu drehen, fahren Sie Fahrrad. Strecken Sie dazu einen Fuß aus, während Sie den anderen so weit wie möglich anziehen. Bewegen Sie die Füße eine Weile abwechselnd hin und her.

Zehenstand

Stellen Sie sich hinter einen Stuhl, und stützen Sie sich mit beiden Händen auf die Lehne auf. Gehen Sie langsam in den Zehenstand, und senken Sie dann die Fußsohlen wieder auf den Boden. Wiederholen Sie diese Übung einige Minuten lang.

Wandtreten

Setzen Sie sich mit leicht angewinkelten Beinen vor einer Wand auf den Boden. Die Füße berühren die Wand nicht. Strecken Sie nun die Beine durch, und drücken Sie die Fußsohlen fest gegen die Wand. Die Spannung kurz halten, dann die Beine wieder beugen.

Venenwalking – lieber gehen als laufen

Die Zeiten, in denen Jogging als besonders gesundheitsfördernde Bewegungsart angesehen wurde, sind vorbei. Besonders für untrainierte und übergewichtige Menschen ist Jogging nicht ungefährlich. Der Puls steigt zu schnell in die Höhe, außerdem werden die Gelenke stark belastet. Walking dagegen, also kontrolliertes, zügiges Gehen, ist eine sanfte und effektive sportliche Betätigung und ein ausgezeichnetes Gefäßtraining. Einer besonderen Ausrüstung bedarf es nicht. Zwar gibt es im Fachhandel spezielle Walkingschuhe, die kleine Schwächen des Fußes (z. B. das Kippen nach außen) ausgleichen, zunächst tut es aber auch jeder gute Turnschuh. Beim Walking geht es weniger um Geschwindigkeit als vielmehr darum, den eigenen Rhythmus zu finden und zügig und bewusst zu gehen.

Venenwalking wurde speziell für diejenigen entwickelt, die langfristig etwas für Ihre Venengesundheit tun möchten. Bei dieser Art des Gehens wird die Muskelpumpe optimal aktiviert, weil der Bewegungsablauf alle Beinmuskeln mit einbezieht.

Die richtige Technik

Wichtig ist beim Walking, dass der Fuß weder nach innen noch nach außen, sondern immer gerade nach vorn weist. Bei jedem Schritt sollte der Fuß von der Ferse bis zu den Zehen sauber abgerollt werden.
Weitere Tipps für die richtige Gehtechnik:

- Gehen Sie mit geradem Oberkörper.
- Schauen Sie geradeaus (ist der Blick nach unten gerichtet, verschlechtert sich die Atmung).
- Spannen Sie bei Tendenz zum Hohlkreuz Bauch und Po an.
- Die Arme sind angewinkelt (etwa 90 Grad) und gehen bei jedem Schritt mit – rechter Fuß/linker Arm, linker Fuß/rechter Arm.
- Die Hände bilden lockere Fäuste.
- Die Schultern sind entspannt.

Wer das Tempo beim Venenwalking noch etwas steigern möchte, kann die Arme diagonal schwingen lassen: Der rechte Arm schwingt dabei zur linken Schulter und der linke zur rechten Schulter.

Das richtige Pensum finden

Sinn jeder sportlichen Betätigung ist es, zum einen den Kreislauf in Schwung zu bringen und zum anderen die Pulsfrequenz zu erhöhen. Die Körpermobilisierung sollte allerdings – gerade bei untrainierten Menschen – Grenzen haben. Sportmediziner haben festgelegt, welche Belastung für welches Alter gesund ist. Je älter der Mensch wird, desto weniger sollte es darum gehen, den Pulsschlag einfach nach oben zu treiben. Angebracht ist eine ganz allmähliche Steigerung.
Venenwalking ist eine fabelhafte, sanfte und gesundheitlich vernünftige Trainingsmethode. Zwar sieht es etwas merkwürdig aus, das sollte Sie aber keineswegs davon abhalten. Denken Sie einfach an die vielen Vorteile, die diese Bewegungsart für Ihre Venen hat.

Die Pulskontrolle

Wenn Sie sich nicht extra ein Pulsmessgerät anschaffen wollen, kontrollieren Sie den Puls einfach mit dem Sekundenzeiger Ihrer Uhr:
Bleiben Sie mitten im Training stehen, und zählen Sie 15 Sekunden lang die Pulsschläge (ertasten Sie den Puls mit den drei mittleren Fingern einer Hand, nicht mit dem Daumen). Multiplizieren Sie diese Zahl, z. B. 25, mit vier. Sie hätten dann also einen Puls von 100 in der Minute. Haben Sie lange keinen Sport getrieben, und sind Sie um die 50 Jahre alt, haben Sie bereits genau das richtige Maß erreicht. Sie sollten nur sehr allmählich versuchen, schneller zu walken.

Wie hoch darf der Puls steigen?

Alter (Jahre)	max. Puls pro Minute	Belastung für Einsteiger	Belastung für Sportliche	Belastung für echte Sportler
20	200	120	140	160
30	190	114	133	152
40	180	108	126	144
50	170	102	119	136
60	160	96	112	128
70	150	90	105	120

Noch mehr Tipps zum Venenwalking

- Bevor Sie mit dem Venenwalking beginnen, sollten Sie Ihre Muskulatur immer gut aufwärmen. Hier ein Beispiel: Stellen Sie sich aufrecht hin, und halten Sie sich mit einer Hand an einem stabilen Gegenstand fest. Heben Sie nun abwechselnd die Füße vom Boden ab, und lassen Sie sie kreisen.
- Beenden Sie das Walken niemals abrupt. Für den Körper ist es wesentlich besser, das Tempo langsam zu drosseln und in einen gemächlichen Spazierschritt überzugehen. Auch zum Abschluss sollten Sie ein paar Gymnastikübungen machen.
- Ideal wäre es, täglich etwa 30 bis 60 Minuten zu walken. Doch auch wenn Sie sich nur ein paar Mal in der Woche dazu aufraffen können, ist das besser als nichts.

Erledigen Sie Ihre täglichen Besorgungen weitgehend mit dem Fahrrad. So bewegen Sie sich an der frischen Luft, tun etwas für Ihre Venengesundheit und sparen möglicherweise auch noch Zeit.

Andere empfehlenswerte Sportarten

Für venenkranke Menschen eignen sich alle Arten von Bewegung, die die Muskulatur der Beine kräftigen und damit den venösen Rückfluss fördern. Neben dem Venenwalking ist sicherlich das Schwimmen hier die beste und gesündeste Bewegungsform. Das Zusammenspiel von Muskelbewegung, Wasserdruck und kühler Wassertemperatur bewirkt eine Tonisierung der arteriellen und venösen Gefäße, was zu einer optimalen Durchblutung des ganzen Körpers führt. Generell zu empfehlen sind alle Sportarten, die anstelle von Kraft eher Ausdauer erfordern und die Gelenke nicht belasten. Außer Venenwalking und Schwimmen wären dies beispielsweise:

- Radfahren
- Tanzen
- Skilanglauf
- Golf
- Wandern
- Gymnastik

Verzichten sollte man dagegen auf alle Sportarten mit abrupten Bewegungen, wie z. B. alle Ball- und Kampfsportarten, Inline-Skating, Abfahrtsski, Tennis, Squash, Jogging und Aerobic. Sie wirken sich negativ auf Venensystem und Gelenke aus und können zusätzlich die Thrombosegefahr erhöhen.

Medikamentöse Therapie

Was die medikamentöse Therapie betrifft, so muss zunächst grundsätzlich festgehalten werden, dass sie die Kompressions- und Bewegungstherapie lediglich ergänzen kann. Grundpfeiler der Venentherapie sind und bleiben Kompression und Bewegung.
Bei Venenerkrankungen wird sowohl mit innerlich als auch mit äußerlich anzuwendenden Medikamenten gearbeitet. Dabei weisen letztere eine deutlich niedrigere Wirksamkeit auf. Es ist wesentlich sinnvoller, gegen Venenleiden mit Medikamenten zur innerlichen Anwendung vorzugehen. Die beliebten und oft beworbenen Salbenanwendungen gegen chronisch venöse Insuffizienz und Venenentzündungen zeigen kaum eine Wirkung. Angezeigt ist ihr Einsatz lediglich bei der Behandlung von Folgeerkrankungen (Stauungsdermatitis, von mehreren Erregern gleichzeitig verursachte Hautentzündungen und Ulcus varicosum). Das Angebot an Medikamenten zur Venentherapie ist nahezu unüberschaubar. Um Ihnen die Qual der Wahl zu erleichtern, beschränkt sich die Auflistung in diesem Buch auf jene Präparate, deren Wirksamkeit bereits nachgewiesen ist.

Die Rosskastanientrockenextrakte, die in Venenmitteln zum Einsatz kommen, werden vor allem aus dem Samen der Pflanze gewonnen. Diese werden speziell aufgearbeitet, um die Hauptwirkstoffe Aescin und Aesculin zu gewinnen.

Zur innerlichen Anwendung

Gefäßabdichtung/Schutz vor Ödemen

- Rosskastanie (Vollextrakte und Reinauszug einzelner Stoffe aus der Rosskastanie, wichtigster Stoff: Aescin)
- Halbsynthetische Produkte aus Rutin, wie z. B. Troxerutin (sie werden besser aufgenommen als das natürliche Rutosid aus einem Vollextrakt der Raute)
- Steinklee (hier ist besonders das Cumarin erwähnenswert, das gegen Ödeme wirkt und harntreibende Eigenschaften hat)

Venentonisierung

- Heptaminol (ein Amin mit gefäßtonisierender Wirkung)
- Rosskastanienvollextrakt
- Steinkleeextrakt

Entzündungshemmung

▶ Aescin (aus der Rosskastanie)

▶ Azetylsalizylsäure (ASS)

▶ Proteolytische Enzyme wie Bromelain (Ananas), Papain (Papaya) oder Enzymmischungen tierischer und pflanzlicher Herkunft (WoBe-Enzyme), die Entzündungsprodukte wie Fibrin abbauen helfen.

▶ Vitamin E in hohen Dosierungen (wirkt als Antioxidans gegen Sauerstoffradikale)

Verbesserung von Blutfluss und Mikrozirkulation

▶ Trockenextrakte aus Ginkgo-biloba-Blättern (japanischer Tempelbaum) verbessern effektiv und ohne Nebenwirkungen die Mikrozirkulation und stellen damit eine gute Versorgung des Gewebes sicher. Nur Ginkgo biloba EGB 761 (Präparate: »Rökan«, »Tebonin«) ist wissenschaftlich genügend erforscht und wird nach einem patentierten Extraktionsverfahren gewonnen.

▶ Azetylsalizylsäure (ASS) bewirkt eine Gerinnungshemmung des Bluts und verbessert auf diese Weise seine Fließeigenschaften.

▶ Proteolytische Enzymgemische wie »Enzym-Wied« und »Wobenzym« setzen ebenfalls die Blutgerinnung herab.

Ödemausschwemmung

▶ Pflanzliche Teezubereitungen reichen zur Entwässerung aus. Sinnvolle Bestandteile solcher Tees sind: Birkenblätter, Orthosiphonblätter, Brennnesselblätter, Liebstöckel und Petersilienfrüchte. Lassen Sie sich in der Apotheke beraten. Synthetische Entwässerungsmittel (Diuretika) sind nicht nötig.

▶ Steinkleeextrakt

Kombinationspräparate

Einige Präparate enthalten mehrere, sich in ihrer Wirkung gegenseitig ergänzende Inhaltsstoffe. Ein Beispiel dafür sind die bereits erwähnten Enzymgemische (»Enzym-Wied«, »Wobenzym«) – sie dienen nicht nur der Herabsetzung der Blutgerinnung, sondern wirken auch gleichzeitig entzündungshemmend.

Auch mit salzarmer Kost, mit einem wöchentlichen Reistag oder mit dem Genuss von natriumarmem Mineralwasser (bis zu drei Flaschen täglich) kann man ganz wesentlich zur Ausschwemmung von Wasseransammlungen beitragen.

Empfehlenswert ist auch das Kombinationspräparat »Perivar forte«. Es enthält drei Wirkstoffe: Heptaminol zur Gefäßtonisierung, Troxerutin zur Gefäßabdichtung und Ödemverhinderung sowie Ginkgo biloba zur Verbesserung der Mikrozirkulation. Angewendet wird dieses Präparat bei den folgenden Indikationen:

- Akute Venenerkrankungen
- Langzeittherapie bei chronisch venöser Insuffizienz
- Postthrombotisches Syndrom
- Offenes Bein

»Perivar forte« kann zur Behandlung, aber auch zur Vorbeugung (bei Schwangerschaft, vor Langstreckenflügen oder ausgedehnten Busreisen) verabreicht werden.

Zur Verbesserung der Fließeigenschaften des Bluts gelten in der Volksmedizin auch bestimmte pflanzliche Präparate als sehr wirksam. Zu nennen wären insbesondere Knoblauch, Bärlauch, Zwiebeln und Artischocken.

Thromboseprophylaxe

- Heparininjektionen: sicherstes Mittel zur Vorbeugung
- Proteolytische Enzymgemische, z. B. »Enzym-Wied« und »Wobenzym«: geeignet für die langfristige Prophylaxe
- »Perivar forte«: sehr gutes Mittel zur Vorbeugung, das gut mit den Enzymgemischen kombiniert werden kann
- Azetylsalizylsäure (ASS): als alleiniges Mittel für die Prophylaxe nicht ausreichend

Homöopathische Mittel

Homöopathische Mittel können ergänzend zur sonstigen Behandlung verabreicht werden:

- In niedriger Potenz werden sie symptomorientiert eingesetzt.
- In mittleren und höheren Potenzen unterstützen sie die individuelle Konstitution des Patienten.

Spezielle homöopathische Mittel können im Rahmen dieses Ratgebers nicht genannt werden, da eine homöopathische Behandlung bei Durchblutungsstörungen erst nach der genauen Diagnose eines Arztes oder Heilpraktikers sinnvoll ist.

Um allgemein gültige Tipps geben zu können, sind sowohl die Beschwerdebilder als auch die Betroffenen zu unterschiedlich. Daher sollte sich jeder individuell beraten lassen.

Zur äußerlichen Anwendung

Salben und Lotionen

Viele der unter den Stichworten »Gefäßabdichtung«, »Venentonisierung« und »Entzündungshemmung« genannten Präparate sind auch in Form von Salben und Lotionen zur äußerlichen Anwendung erhältlich. Die insgesamt zu erwartende Wirkung ist allerdings verhältnismäßig gering. Wer sich dennoch dafür entscheidet, sollte die Mittel vorsichtig von unten nach oben einmassieren, so dass das Bein beim Eincremen gleichzeitig entstaut wird. Zu kräftiges Massieren kann in manchen Fällen eine akute Entzündung auslösen.

Das Wirkungsverhältnis von innerlichen und äußerlichen Anwendungen bei chronisch venöser Insuffizienz beträgt etwa 85 zu 10 Prozent. Als unterstützende Maßnahme sind Salben oder Umschläge aber auf jeden Fall von Nutzen.

Umschläge

Bei akuter Venenentzündung lindern kühle Umschläge die Beschwerden. Geben Sie dazu Retterspitz, Hamamelisextrakt, Essig, essigsaure Tonerde oder Beinwell in eine Schüssel mit kaltem Wasser.
Beim offenen Bein verwendet man zur Wundreinigung Auflagen mit Kochsalzlösung, die auch die Heilung fördern. In der so genannten Granulationsphase – wenn das umgebende Gewebe wieder geheilt ist – kann ein Kälberblutgel aufgetragen werden.

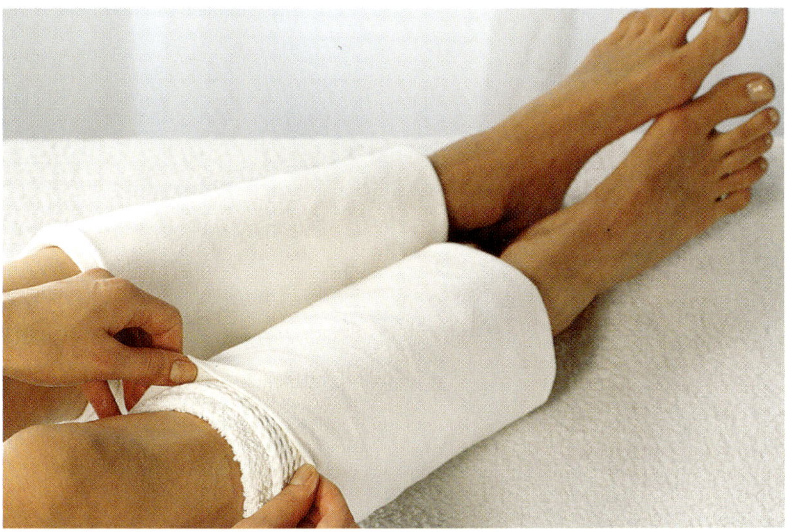

Bei einer Venenentzündung wirken kalte Umschläge mit Arnikatinktur oder auch einfach nur mit kaltem Wasser angenehm kühlend und entzündungshemmend.

Monopräparate bei Venenleiden

Handelsname	Inhaltsstoffe	Indikationen
Aescorin forte (Kapseln)	Rosskastaniensamen-Trockenextrakt	Juckreiz, Schmerzen, Schweregefühl, Wasseransammlungen in den Beinen
Aescorin forte (Dragees)	Rosskastaniensamen-Trockenextrakt	Juckreiz, Schmerzen, Schweregefühl, Wasseransammlungen in den Beinen
Fagorutin Ruscus Kapseln (Kapseln)	Mäusedornwurzelstock-Trockenextrakt	Venenschwäche, Hämorrhoidalleiden
Presselin VE (Tropfen)	Steinkleeextrakt	Krampfaderbeschwerden, Juckreiz, Schmerzen, Schweregefühl in den Beinen, Hämorrhoidalleiden
Sanaven Venentabletten (Retardtabletten)	Rosskastaniensamen-Trockenextrakt	Juckreiz, Schmerzen, Schweregefühl, Wasseransammlungen in den Beinen
Vasotonin (Kapseln)	Rosskastaniensamen-Trockenextrakt	Juckreiz, Schmerzen, Schweregefühl, Wasseransammlungen in den Beinen
Venalot novo depot (Retardkapseln)	Rosskastaniensamen-Trockenextrakt	Juckreiz, Schmerzen, Wasseransammlungen in den Beinen
Venobiase mono (Kapseln)	Mäusedornwurzelstock-Trockenextrakt	Chronische Venenschwäche, Hämorrhoidalleiden
Venoplant retard S (Retardtabletten)	Rosskastaniensamen-Trockenextrakt	Juckreiz, Schmerzen, Schweregefühl, Wasseransammlungen in den Beinen
Venostasin S Retardkapseln (Retardkapseln)	Rosskastaniensamen-Trockenextrakt	Juckreiz, Schmerzen, Schweregefühl, Wasseransammlungen in den Beinen

Kombinationspräparate bei Venenleiden

Handelsname	Inhaltsstoffe	Indikationen
Antistax (Kapseln)	Trockenextrakt aus roten Weinlaubblättern, Aesculin	Krampfadern und chronische Venenschwäche, Schmerzen, Schweregefühl in den Beinen
Essaven N Kapseln (Kapseln)	Rosskastaniensamen-Trockenextrakt, Trimethylhesperidinchalkon	Venöse Durchblutungsstörungen, Unterschenkelgeschwür
Fagorutin Buchweizen-Tabletten (Tabletten)	Buchweizenpulver, Troxerutin	Venenerkrankungen
Intradermi forte (Tropfen)	Rosskastaniensamen-Fluidextrakt, Besenginster-Fluidextrakt	Durchblutungsstörungen, Venenschwäche
Lindigoa S (Filmtabletten)	Rosskastaniensamen-Trockenextrakt, Rutoside	Venöse Durchblutungsstörungen, Schweregefühl in den Beinen, Unterschenkelgeschwür, Hämorrhoidalleiden
Phlebodril (Kapseln)	Mäusedornwurzelstock-Trockenextrakt, Trimethylhesperidinchalkon	Venöse Durchblutungsstörungen
Salus Venen Kräuter-Dragees N (Dragees)	Rosskastaniensamen-Trockenextrakt, Steinkleetrockenextrakt	Schwere, müde Beine, zur Durchblutungsförderung
Venobiase (Brausetabletten)	Mäusedornwurzelstock-Trockenextrakt	Erkrankungen der Beinvenen

Alternative Therapieformen

Es gibt eine Reihe von weniger geläufigen, naturheilkundlich orientierten Verfahren, die auch bei Venenerkrankungen zur Anwendung kommen können. Wenn Sie sich für eine oder mehrere dieser Heilmethoden entscheiden, sollten Sie sich gut darüber informieren, welcher Arzt oder Heilpraktiker mit diesen Verfahren vertraut ist.

Neuraltherapie

Bei der neuraltherapeutischen Behandlung eines Unterschenkelgeschwürs wird der Geschwürrand, in manchen Fällen auch der Geschwürgrund, kreisförmig mit Procain oder Lidocain unterspritzt.

In der Neuraltherapie wird davon ausgegangen, dass chronische Krankheiten durch Störfelder bedingt sein können. Diese Störfelder üben einen negativen Einfluss auf die großen Regelkreise des Organismus aus. Begegnet wird den Störfeldern, indem kleine Mengen eines Lokalanästhetikums gespritzt werden.
Bei oberflächlichen Venenentzündungen setzt der behandelnde Arzt oder Heilpraktiker Quaddeln mittels Procain- oder Lidocaininjektionen über den Verlauf der entzündeten Vene. Beim offenen Bein spritzt man einprozentiges Procain um das Geschwür im Abstand von drei Zentimetern unter die Haut. Auf diese Weise soll die Versorgung des Gewebes verbessert werden.

Blutegel und Aderlass

Ein Blutegel ernährt sich vom Blut anderer Lebewesen. Er saugt sich an ihnen fest und entzieht ihnen über eine kleine Bisswunde Blut. Dabei gerät sein Speichelsekret, das eine gerinnungshemmende Substanz (Hirudin) enthält, in die Blutbahn seines Wirts und bleibt zum Teil in der Nähe der Bissstelle an der Gefäßwand haften. Bei der Behandlung von oberflächlichen und tiefen Venenentzündungen, von Thrombosen und dem postthrombotischen Syndrom wird dies genutzt.
Beim Aderlass werden 200 bis 250 Milliliter Blut aus der Armvene entnommen. Diese Maßnahme senkt den Hämatokritwert. Das Blut wird dünnflüssiger und kann die Kapillaren leichter passieren. Die Mikrozirkulation wird angeregt und das Gewebe besser versorgt.

Hydro- und Thermotherapie

Wasser- und Kälteanwendungen sind wertvolle unterstützende Maßnahmen bei Venenerkrankungen. In erster Linie sind hier die Verfahren der Kneipptherapie zu nennen.

Schwimmen

Wichtig ist die Wassertemperatur – das Wasser sollte kühl oder lauwarm sein, keinesfalls heiß. Der Kältereiz und der Druck des Wassers sorgen dafür, dass das Gewebe entstaut und der venöse Rückfluss gefördert werden. Zu heißes Wasser hingegen erweitert die Blutgefäße. So strömt in die ohnehin überfüllten Beinvenen zusätzliches Blut.

Vielleicht schaffen Sie es, es sich zur Angewohnheit zu machen, ein- bis zweimal wöchentlich schwimmen zu gehen. Frühaufsteher können schon vor der Arbeit relativ ungestört ihre Bahnen ziehen.

Saunagänge

Zwar erweitern sich die Blutgefäße auch in der Sauna kurzfristig, dennoch sind Saunagänge für alle Venenkranken ein wirkungsvolles Gefäßtraining. Die Venen werden nämlich regelrecht trainiert: Sie erweitern sich in der Sauna, werden aber anschließend durch Tauchbad oder kalte Dusche wieder verengt (Reflex).

Kneippsche Anwendungen

Wassertreten

Lassen Sie in Ihre Badewanne so viel kaltes Wasser ein, bis Ihre Waden zu drei Vierteln bedeckt sind. Nun waten Sie im »Storchengang« durch das Wasser und heben dabei jeweils ein Bein ganz aus dem Wasser. Die Blutzirkulation wird dadurch gefördert, die Muskelpumpe aktiviert und die Hautgefäße verengen sich durch den Kältereiz.

Unterschenkelgüsse

Führen Sie den Wasserstrahl der Dusche von der Außenseite des Fußes bis unter das Knie, wechseln Sie auf die Innenseite des Beins, und führen Sie nun den Wasserstrahl zurück zum Fuß. Liegen nur venöse

Beschwerden vor, kann der Unterschenkelguss ohne weiteres einige Minuten fortgesetzt werden. Bei arteriell bedingten Störungen der Mikrozirkulation sollte der Guss am Fuß allerdings beendet werden, bevor es unangenehm wird. Liegen an einem Bein schwere Ernährungsstörungen des Gewebes vor oder ist ein Unterschenkelgeschwür vorhanden, führt man die Unterschenkelgüsse (und auch andere Maßnahmen wie etwa Umschläge) am anderen Bein durch. Es kommt dann zum so genannten konsensuellen Effekt: Die Behandlung des gesünderen Beins führt nach einer gewissen Zeit auch zu einer Verbesserung der vegetativen Regulation der Gefäße des kranken Beins. Es handelt sich hierbei um einen reflektorischen Vorgang.

Entstauungsmassagen dürfen keinesfalls bei akuten Entzündungen und Thrombosen durchgeführt werden. Sie könnten die Entzündungen verstärken und möglicherweise sogar eine Lungenembolie auslösen.

Massagen

Je nach Beschwerdebild und Diagnose bieten sich bei venösen Erkrankungen auch Massagen als Therapiemöglichkeit an. Geeignet sind die folgenden beiden Techniken.

Entstauungsmassage

Die Entstauungsmassage wird am Oberschenkel beginnend über Unterschenkel und Fuß und wieder herzwärts nach oben durchgeführt. Dadurch wird altes Blut und Gewebewasser aus dem Bein gebracht und dem frischen Blut das Nachfließen ermöglicht. Das führt zu einer besseren Versorgungssituation des Gewebes.

Lymphdrainage

Die manuelle Lymphdrainage ist bei venösen Erkrankungen mit Stauungsödemen gut geeignet. Bei dieser Massagetechnik wird nur ein minimaler Druck ausgeübt, so dass Komplikationen praktisch ausgeschlossen sind. Der verbesserte Lymphabfluss führt zur Entlastung des Venen- und Lymphsystems und über das nachfließende, frische Blut wird zusätzlich das Gewebe besser versorgt.

Ernährungsmaßnahmen

Wer zu viel wiegt, belastet seine Venen: Der Druck im Bauchraum erhöht sich, die Organe stauen die große Vene, wodurch der venöse Rückfluss in den Beinen negativ beeinflusst wird. Übergewicht ist ein bedeutender Risikofaktor bei der Entstehung von Krampfadern.

Gewichtsreduktion

Die Ursache für Übergewicht ist meist eine kalorien- und fettreiche, aber ballaststoffarme Ernährung. Die Folgen sind Verstopfung und Darmträgheit. Der prall gefüllte Darm drückt auf die Venen im Bauchraum, die eigentlich das aus den Beinvenen abtransportierte Blut aufnehmen sollten – der venöse Rückfluss ist gestört. Um die Darmtätigkeit anzuregen, ist Vollwertkost, naturbelassene und ballaststoffreiche Ernährung ideal, z. B. viel frisches Obst und Gemüse, Vollkornprodukte und fettarme Milchprodukte.

Bewegung ist in zweierlei Hinsicht gut für den Körper: Zum einen kurbelt sie den Kreislauf an und trägt so zu einer verbesserten Durchblutung bei, und zum anderen hilft sie, überflüssige Pfunde zu reduzieren.

Ausgleich des Säure-Basen-Haushalts

Die herkömmliche Art, sich zu ernähren, führt häufig zu einer Übersäuerung des Organismus. Mit einer Ernährungsumstellung hin zu einer basenreicheren Kost verbessert sich die Stoffwechsellage im gesamten Körper. Die Entzündungsbereitschaft, vor allem auch der Venen, nimmt ab. Fragen Sie Ihren Arzt oder Heilpraktiker nach einer Liste von basisch, neutral und sauer wirkenden Lebensmitteln.

Heilfasten

Fasten ist eine der wirkungsvollsten Methoden zur Verbesserung der Mikrozirkulation. In den Membranen der Kapillaren werden krankhafte Eiweißablagerungen abgebaut, die Membranen werden wieder dünner, und der Stoffaustausch wird positiv beeinflusst. Das hat zur Folge, dass das Gewebe wieder besser mit Nährstoffen versorgt wird. Heilfasten wird ein- bis zweimal jährlich für je eine Woche empfohlen.

Eigenbluttherapien

Die Behandlung mit eigenem Blut ist eine Reiztherapie: Der Körper soll dadurch veranlasst werden, sein Immunsystem zu aktivieren und seine Stoffwechseltätigkeit zu verstärken. Eigenblut kann dem Körper unbehandelt oder aufbereitet wieder zugeführt werden. Bei den folgenden zwei Verfahren wird das Blut angereichert.

Dem Ozon-Sauerstoff-Gemisch, das man therapeutisch zur Anreicherung des Bluts einsetzt, werden entzündungshemmende, durchblutungsfördernde und den Stoffwechsel anregende Eigenschaften zugeschrieben.

HOT-Therapie

Bei der so genannten hämatogenen Oxidationstherapie (HOT) wird das Blut nach Entnahme aus der Armvene mit UVC-Licht bestrahlt und mit Sauerstoff durchsprudelt. Anschließend bekommt der Patient das entnommene Blut durch die Armvene wieder zurück.
Die Bestrahlung mit UVC-Licht ermöglicht eine bessere Bindung des Sauerstoffs an die roten Blutkörperchen und spaltet zudem die großen Bluteiweiße, was sich günstig auf die Viskosität (Zähigkeit) des Bluts auswirkt. Gleichzeitig werden mit dieser Methode die Fließeigenschaften des Bluts nachhaltig verbessert. Die Wirkung hält – leicht nachlassend – etwa ein Jahr lang an.

Die Ozontherapie

Bei der Ozontherapie wird das entnommene Blut mit einem Ozon-Sauerstoff-Gemisch verschüttelt und ebenfalls über die Armvene in den Körper zurückgeführt. Diese Behandlung muss in Intervallen wiederholt werden, weil ihre Wirkung nicht so lange vorhält wie bei der HOT-Therapie. Ozon wird auch für die so genannte Beutelbegasung bei offenem Bein verwendet. Schlecht heilende Geschwüre sind oft mit verschiedenen Erregern infiziert. Das radikale Ozon desinfiziert und reinigt den Wundgrund und macht dadurch ein Abheilen von unten nach oben möglich. Gleichzeitig dringt es am Wundrand ins gesunde Gewebe ein und versorgt dieses mit Sauerstoff und Energie. Infolgedessen wird das Gewebe besser versorgt, und die Fließeigenschaften des Bluts werden optimiert.

Operative Methoden

Sklerosierung

Die Sklerosierung (Verödung) eignet sich vor allem für Besenreiser und kleinere Krampfadern. In diese wird ein Mittel gespritzt, das – unterstützt durch einen Kompressionsverband – eine Verklebung der Venenwände verursacht, sie also abdichtet. In einigen Monaten baut der Körper diese Venen ab, und sie verschwinden. Sklerosierungen werden ambulant vorgenommen. Die Anzahl der Sitzungen richtet sich danach, wie viele Krampfadern behandelt werden sollen.

Strippen

Strippen nennt man die Methode, bei der ganze Stämme oberflächlicher Venen mittels einer Sonde unter Narkose aus der Unterhaut gezogen werden. Weil es im Bein genügend Venen gibt, wird die Funktion der entfernten Venen von anderen übernommen. Unter der Voraussetzung, dass die Venenklappen und die tieferen Venen intakt sind, erreicht man durch das Strippen oberflächlicher Venen ein Nachlassen der Beschwerden und eine erhebliche kosmetische Verbesserung.

Das Strippen von Krampfadern ist ein sehr Erfolg versprechendes Verfahren. Die Operation ist mit geringen Risiken verbunden, wird mittlerweile ambulant durchgeführt, und auch spätere Komplikationen sind nicht zu befürchten.

Thrombektomie

Das operative Entfernen eines Thrombus ist nur in den ersten sechs Tagen nach seiner Entstehung sinnvoll. Besteht aber der Verdacht auf eine Thrombose, muss der Patient sofort ins Krankenhaus eingeliefert und operiert werden. Die operative Entfernung eines Thrombus ist allerdings nicht ganz einfach; ein erfahrener Arzt ist daher unbedingt notwendig. Gelingt es jedoch, das Blutgerinnsel aus einer oberflächlichen oder tiefen Vene herauszudrücken oder mit dem Skalpell zu beseitigen, können schwere Folgeerscheinungen vermieden werden. Solche Patienten leiden später weder unter dem postthrombotischen Syndrom noch am offenen Bein. Auch die Gefahr einer Lungenembolie wird auf diese Weise gebannt.

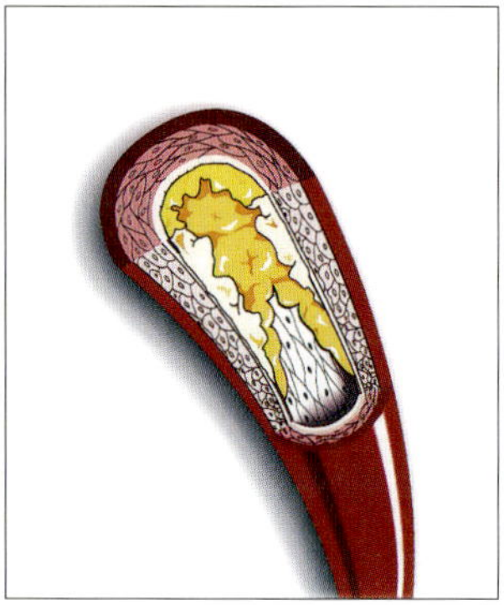

Dieser Querschnitt durch die Arterie zeigt eine Verengung durch Ablagerungen an den Arterienwänden.

In der Aorta bewegt sich das Blut mit einer Geschwindigkeit von 20 bis 60 Zentimetern pro Sekunde vorwärts. Etwa 4800-mal pro Tag wird das Blut vom Herz durch die Aorta in den Blutkreislauf gepumpt.

Arterielle Durchblutungsstörungen

Das System der Schlagadern ist zuständig für den Transport des vom Kohlendioxid befreiten und sauerstoffreichen Bluts zu den Organen und ins Gewebe. Durch die große Körperschlagader, die Aorta, verlässt das frische Blut die linke Herzkammer.

Alle Arterien gehen von der Aorta ab. Sie verzweigen sich zu einem Netz unzähliger kleiner Haargefäße (Kapillaren), die ihrerseits in kleine Venen münden.

Herznahe und herzferne Arterien

Die herznahen Arterien enthalten mehr elastische, die herzfernen, zu denen auch die Beinarterien gehören, mehr muskuläre Anteile. Die herznahen Arterien müssen elastisch sein, um in der Erschlaffungsphase des Herzes den Blutdruck aufrecht zu erhalten. Die Muskulatur der herzfernen Arterien, wirkt als Stellmuskulatur, d. h., sie ist quasi ein Ventil. Durch Erweiterung oder Verengung des Gefäßdurchmessers (Lumen) wird die Durchflussmenge des Bluts reguliert.

Die Beinarterien

Die große Oberschenkelarterie (Arteria femoralis) geht aus der äußeren Beckenarterie hervor und läuft durch den Oberschenkel zur Kniekehle. Ab hier wird sie als Kniekehlenarterie (Arteria poplitea) bezeichnet. In den Unterschenkel hinein teilt sie sich weiter auf. Wichtig sind die hintere und die vordere Schienbeinarterie. Der Puls der hinteren Schienbeinarterie ist hinter dem Innenknöchel zu spüren. Die vordere hat in der Fußrückenarterie ihre Fortführung und kann auf dem Fußrücken zwischen erster und zweiter Zehe ertastet werden.

Arterielle Erkrankungen in den Beinen

Bei arteriellen Gefäßerkrankungen muss zwischen funktionellen und organischen Durchblutungsstörungen unterschieden werden. Sie erfordern jeweils völlig unterschiedliche Therapien. Das Hauptaugenmerk dieses Ratgebers ist auf die organisch bedingten Durchblutungsstörungen der Beine gerichtet.

Funktionelle Durchblutungsstörungen

Morbus Raynaud

Diese Erkrankung wird bei Neigung zu kalten, blauen Händen durch Kälteeinwirkung oder starke emotionale Erlebnisse ausgelöst. Morbus Raynaud zeigt sich in kurzen Anfällen von Blässe sowie blaulila Verfärbungen des Zeigefingers sowie des kleinen Fingers an beiden Händen. Auch die Zehen können betroffen sein.
Diese Durchblutungsstörung, über deren Ursachen man noch wenig weiß, kommt fast ausschließlich bei Frauen vor. In schweren Fällen kann es zu einem Absterben einzelner Körperglieder kommen.

Beim Morbus Raynaud ziehen sich die kleinen Arterien von Fingern und Zehen ganz plötzlich zusammen, wodurch die Blutzufuhr unterbrochen wird und es zu den genannten Symptomen kommt.

Akrozyanose

Bei der Akrozyanose verfärben sich ebenfalls die Endpartien von Armen und Beinen blaulila. Finger und Zehen sind dagegen nicht auffällig. Auch treten keine Schmerzen auf. Die Erkrankung tritt nur bei Frauen und Kindern auf. In beiden Fällen besteht die Behandlung aus Physio- und Psychotherapie sowie aus körperlichem Training.

Organisch-arterielle Durchblutungsstörungen

Bei organisch-arteriellen Durchblutungsstörungen handelt es sich um Verengungen und Verschlüsse mit Störungen der Zirkulation. Die häufigsten chronisch arteriellen Gefäßerkrankungen sind die periphere arterielle Verschlusskrankheit (PAVK) und die so genannte Winiwarter-Buerger-Erkrankung. Zu nennen ist an dieser Stelle weiterhin die diabetische Angiopathie (siehe Seite 74).

Periphere arterielle Verschlusskrankheit

Unter der peripheren arteriellen Verschlusskrankheit (PAVK) versteht man einen organisch bedingten Verschluss oder eine hochgradige Verengung einer oder mehrere Arterien in Beinen und Armen und die sich daraus ergebenden Funktionseinschränkungen. In 90 Prozent aller Fälle sind die Beine betroffen, nur in zehn Prozent Schultergürtel, Ober- und Unterarme.

Winiwarter-Buerger-Erkrankung

Die Winiwarter-Buerger-Erkrankung, eine chronische Entzündung der Arterienwände, kann als Folge der peripheren arteriellen Verschlusskrankheit hinzukommen. Von ihr sind meist Männer um die 40 betroffen, die stark rauchen. Die Ursachen sind noch immer ungeklärt, wahrscheinlich geht die Krankheit jedoch auf immunologische Prozesse oder Infektionen zurück.

Die in Schüben verlaufende, entzündliche Gefäßerkrankung tritt an Fuß- und Unterschenkelarterien auf, doch auch Finger- und Handgefäße sind häufig betroffen.

Oft kommt es durch gefäßverschließende Blutgerinnsel zu peripheren Durchblutungsstörungen. In ungefähr der Hälfte der Fälle sind gleichzeitig auch die Venen erkrankt. Anfangs zeigt sich diese Erkrankung in Missempfindungen, Kältegefühl, Überempfindlichkeiten und Ruheschmerzen, letztendlich können das offene Bein oder ein »fressendes Geschwür« (Gangrän) die Folge sein. Bei einem Gangrän kommt es durch den Sauerstoffmangel zum Gewebezerfall.

In vielen Fällen sind der Winiwarter-Buerger-Erkrankung auch Venenentzündungen vorausgegangen. Aufhalten lässt sich die Krankheit nur dann, wenn sofort das Rauchen eingestellt wird.

Ursache Arteriosklerose

Organischarterielle Durchblutungsstörungen sind sehr ernst zu nehmen und können sich ganz erheblich auf die Lebensqualität der Betroffenen auswirken. Verursacht werden sie fast ausschließlich durch die Arteriosklerose. Unter dem Begriff »Arteriosklerose« werden alle chronischen Umbauvorgänge in den Arterien verstanden: krankhafte fett- und kalkartige Einlagerungen in den Wänden, durch die die Blut-

Entstehung der Arteriosklerose

- Schädigung der inneren Schicht der Arterie (verursacht durch Druck und Turbulenzen im Blutfluss, chemische Reize, immunologische Faktoren, toxische Substanzen, Bakterien oder durch weiße Blutkörperchen, die sich an der Innenschicht der Arterie festsetzen und Enzyme abgeben, die zu Entzündungen führen)
- Wucherung von Muskelzellen in der glatten Muskulatur der Arterie (der Schicht zwischen der inneren und äußeren Arterienwand)
- Einwanderung dieser degenerierten Muskelzellen in die innere Arterienwand
- Ablagerung von Thrombozyten (Blutplättchen), Bildung von kleinen Blutpfropfen (Mikrothromben)
- Einwanderung und Ablagerung von so genannten Lipoproteinen (z. B. Cholesterin), die in den Gefäßen Entzündungen verursachen
- Ausstülpen der Gefäßwand in die Arterienöffnung hinein und damit Verengung bzw. Verschluss der Arterie

gefäße ihre Elastizität verlieren. Hinzu kommt auch die Zerstörung der inneren, zarten Schicht der Arterien. Der Blutstrom wird behindert, es kommt zu Durchblutungsstörungen von allen Organen und Gefäßen, die normalerweise durch die betroffenen Arterien versorgt werden. Arteriosklerotische Erscheinungen sind zum Teil durch den natürlichen Alterungsprozess und die damit verbundene Abnutzung der Gefäße bedingt. Sie beginnen sich bereits in der Kindheit zu entwickeln. Manifest wird die Arteriosklerose schließlich im Erwachsenenalter – ein schleichender Prozess, auf den die Betroffenen leider häufig erst viel zu spät aufmerksam werden.

Zwar sind venöse Durchblutungsstörungen deutlich häufiger als arterielle, die Folgen, die die Arteriosklerose zeitigen kann – beispielsweise ein Herzinfarkt oder Schlaganfall – sind jedoch viel dramatischer.

Begleiterscheinungen

Die wichtigsten klinischen Erscheinungsformen arteriosklerotischer Gefäßwandschädigungen sind die Zerebralsklerose (Gehirnverkalkung), die koronare Herzkrankheit (KHK) und die periphere arterielle Verschlusskrankheit (PAVK).

Liegt eine periphere arterielle Verschlusskrankheit vor, sollte unbedingt auch nach Befunden im Zerebral- und Koronarbereich (Gehirn und Herz) geforscht werden.
Männer mit einer peripheren arteriellen Verschlusskrankheit haben durch begleitende Durchblutungsstörungen der Herzkranzgefäße, die unbehandelt in 20 Prozent der Fälle tödlich verlaufen, ein dreieinhalbmal höheres Risiko als befundfreie Männer.

Rein äußerlich deutet die so genannte Eliotsche Falte auf arteriosklerotische Veränderungen hin: Auf dem unteren Ohrläppchen befindet sich eine senkrechte Einkerbung, die bindegewebig verhärtet ist.

Die wichtigsten Risikofaktoren

Die natürliche Abnützung der Gefäße kann man nicht beeinflussen, wohl aber viele andere Ursachen, die die Fett- und Kalkablagerungen an den Gefäßen unterstützen. Dabei spielen meist mehrere verschiedene Faktoren zusammen.
Zu den Hauptrisikofaktoren gehören erhöhte Blutfettwerte, Rauchen (vor allem von Zigaretten), starkes Übergewicht, Bluthochdruck, aber auch Stress, Bewegungsmangel und Diabetes mellitus.
Werden die genannten Risikofaktoren ausgeschaltet und zusätzlich Vorbeugungsmaßnahmen getroffen, so kann eine Arteriosklerose vermieden werden. Es erfordert natürlich Disziplin, seine Lebensgestaltung von einem Tag auf den anderen völlig umzukrempeln.

Unterschiedliche Auswirkungen

Die einzelnen Risikofaktoren wirken sich nicht nur unterschiedlich stark aus, auch die Krankheitsverläufe hängen davon ab, welche dieser Faktoren zusammenspielen:

- Rauchen und Diabetes mellitus können z. B. eher zu einem Arterienverschluss in den Armen und Beinen der Erkrankten führen. Zu hohe Blutfettwerte, gepaart mit Rauchen, sind hingegen die häufigsten Mitverursacher für einen Herzinfarkt.
- Schlaganfälle stehen dagegen in einem ursächlichen Zusammenhang mit Bluthochdruck.
- Der tatsächliche Verursacher von Arterienverschluss, Herzinfarkt oder Schlaganfall ist jedoch in den meisten Fällen die Arteriosklerose.

PAVK – Begleiterscheinungen

▶ **Arteriosklerose**
Hirnleistungsstörungen, Gleichgewichtsstörungen, Schwindelanfälle, transitorische ischämische Attacke (kurzzeitige Ausfallerscheinungen) bis hin zum Schlaganfall, schlechtes Sehen (kann auch andere Ursachen haben), schlechtes Hören (kann auch andere Ursachen haben), heftige Schmerzattacken im Bauchraum

▶ **Herz-Kreislauf-Störungen**
Herzgefäßkrankheiten, Herzmuskelschwäche, Herzrhythmusstörungen, erhöhter Blutdruck (Hypertonie)

▶ **Stoffwechsel- und andere Erkrankungen**
Diabetes mellitus, zu hohe Blutfettwert (z. B. Cholesterin und Triglyzeride); Lendenwirbel-Syndrom (LWS), Tinnitus (störende Ohrgeräusche)

Gefahrenquelle Rauchen

Die Wirkung des Nikotins auf das Gefäßsystem konnte noch immer nicht genau geklärt werden. Als gesichert gilt jedoch:

▶ Rauchen beeinflusst den Fettstoffwechsel im Organismus.

▶ Es kommt zu krankhaften Veränderungen der Blutgerinnung (Zusammenballung von Blutplättchen).

▶ Die Durchblutung der Gefäße in Zehen, Fingern, Nase und Ohren wird stark beeinträchtigt.

▶ Rauchen verringert das Sauerstoffangebot im Blut und erhöht zudem den Blutdruck.

Dass sich das Rauchen im Hinblick auf Gefäßkrankheiten als schwer wiegender Risikofaktor auswirkt, macht die folgende Statistik deutlich: Von 100 Patienten mit peripherer arterieller Verschlusskrankheit, die nicht an Diabetes mellitus oder unter erhöhtem Blutdruck leiden, sind 97 bis 99 starke Raucher.

Jeder zweite Raucher möchte sein Laster gern aufgeben, schafft es aber einfach nicht. So kann der gesundheitsschädigende Tabakkonsum noch zusätzlich zu einem psychischen Stressfaktor werden.

Gefahrenquelle Diabetes mellitus

Bei Menschen, die an Diabetes mellitus erkrankt sind, kann es zu Beschädigungen der inneren Schicht der Gefäße – der so genannten Intima – kommen; die Mikrozirkulation in den kleineren Gefäßen wird dadurch erheblich behindert.

Wenn die Krankheit über einen längeren Zeitraum hinweg nicht erkannt und behandelt wird, besteht irgendwann auch Gefahr für die großen Gefäße. Das Ende dieser Entwicklung kann das völlige Absterben von Körpergewebe sein (Gangrän).

Gefahrenquelle Blutfettwerte

Weil überschüssiges Blutfett dazu neigt, sich an den Gefäßwänden abzulagern, ist ein Zuviel an Cholesterin im Blut ein Risikofaktor für Arteriosklerose. Bei der Ermittlung des Cholesterinspiegels spielen zwei Werte eine Rolle, der so genannte HDL-Wert und der LDL-Wert. Beim HDL spricht man gemeinhin vom guten Cholesterin. Es schützt die Gefäße, indem es überflüssiges Cholesterin aus den Arterien und Geweben aufnimmt und zur Leber zurücktransportiert, wo es schließlich abgebaut und ausgeschieden wird. Sein Wert sollte keinesfalls unter 35 mg/dl (Milligramm pro Deziliter Blut) liegen, ideal sind Werte um 65 mg/dl. Der LDL-Wert, das so genannte schlechte Cholesterin, sollte 160 mg/dl nicht übersteigen.

Denken Sie daran, Ihre Blutfettwerte regelmäßig kontrollieren zu lassen. Medikamentöse Maßnahmen zur Senkung des Cholesterinspiegels sollten durch mehr Bewegung und eine gesündere Ernährung ergänzt werden.

Gefahrenquelle Bluthochdruck

Meist ist Bluthochdruck (Hypertonie) auf eine in mehrfacher Hinsicht ungesunde Lebensweise zurückzuführen. Falsche Ernährung, damit verbundenes Übergewicht und mangelnde Bewegung kommen oft zusammen. Häufig ist der Bluthochdruck dann nur noch mit Medikamenten behandelbar. Besorgniserregend ist die Situation dann, wenn der Blutdruck bei einem relativ jungen Menschen über 160/90 mmHg liegt. Bei Bluthochdruck besteht dann die akute Gefahr, dass die kleinsten arteriellen Gefäße geschädigt werden und in der Folge die Arteriosklerose mitbedingen.

Gefahrenquelle Übergewicht

Mit dem Gewicht steigen die Risiken. Herz-Kreislauf-Erkrankungen, erhöhte Blutfettwerte, Bluthochdruck, Gicht, Diabetes mellitus – all diese Erkrankungen können mit dem Übergewicht zusammenhängen. Und in jedem dieser Fälle sind die Gefäße betroffen. Deshalb heißt es vorrangig: Übergewicht abbauen.

Gefahrenquelle Bewegungsmangel

Durchblutungsstörungen haben immer auch mit Bewegungsmangel zu tun, schon bei ihrer Entstehung spielt mangelnde körperliche Betätigung eine Rolle. Ganz sicher ist Bewegungsmangel auch ein wesentlicher Faktor, wenn sich die Durchblutungszustände verschlimmern. Jede Form von Bewegung, und sei es auch nur ein Spaziergang, hilft, den Blutfluss zu verbessern.

Hinzu kommt, dass mangelnde Bewegung auch Folgen hat, die ihrerseits eng mit der Arteriosklerosegefahr in Verbindung stehen: Übergewicht, Bluthochdruck, Stoffwechselstörungen. Regelmäßige Bewegung ist daher die ideale Vorbeugung.

Gerade untrainierte Menschen sollten ihre körperlichen Aktivitäten nur ganz langsam steigern. Ideal sind sanfte Bewegungsarten, die die Gelenke schonen, z. B.:

- Radfahren
- Schwimmen
- Spaziergänge
- Gymnastik

Wenn Sie in einer psychisch sehr belastenden Lebens- oder Arbeitssituation stecken, dann sollten Sie versuchen, sich aktiv damit auseinander zu setzen: Scheuen Sie sich nicht, psychotherapeutische Hilfe in Anspruch zu nehmen.

Gefahrenquelle psychosozialer Stress

In der Medizin geht man seit langem davon aus, dass z. B. bei Erkrankungen der Herzkranzgefäße auch psychische Faktoren eine nicht zu unterschätzende Rolle spielen. Mit psychosozialem Stress ist hier aber nicht jener Stress gemeint, den ein anstrengender Alltag mit sich bringt. Vielmehr geht es um ungelöste Konflikte in der Familie oder Partnerschaft, mit Freunden, Kollegen oder Vorgesetzten. Eine zerrüttete Ehe, permanenter Streit mit dem Nachbarn oder Mobbing am Arbeitsplatz sind dauerhafte Stressquellen, die sich nicht so einfach beseitigen lassen. Ihre negativen Auswirkungen auf die Gesundheit sind jedoch beträchtlich.

Gefahrenquelle Antibabypille

Problematisch ist die regelmäßige Einnahme der Antibabypille vor allem für Frauen, die bereits unter einer Venenerkrankung leiden. Da eine häufige Nebenwirkung der Antibabypille eine Blutdruckerhöhung sein kann, sollten Frauen mit einem Arterioskleroserisiko ebenfalls auf die Einnahme der Pille verzichten.

Nach zwei- bis fünfjähriger Einnahme steigt – so hat man herausgefunden – das Risiko eines Herz-Kreislauf-Tods um das Fünffache. Erstreckt sich die Einnahme über einen noch längeren Zeitraum, verzehnfacht sich das Risiko sogar. Die Gefahr eines Herzinfarkts steigt um das Dreifache. Doch auch das Alter, erbliche Vorbelastung und andere Risikofaktoren spielen hier eine bedeutsame Rolle. Besonders gefährdet sind Frauen, die schon sehr lange die Pille nehmen und zudem stark rauchen; das Risiko eines Herzinfarkts, eines Schlaganfalls oder einer Thrombose ist bei ihnen deutlich erhöht.

Es gibt eine Reihe von Vehütungsmitteln, die ähnlich zuverlässig sind wie die Pille – zu nennen wäre hier beispielsweise die Spirale. Sie sollte aber nur bei Frauen eingesetzt werden, die bereits ein Kind zur Welt gebracht haben.

Gefahrenquelle Gicht

Dass sich dauerhaft erhöhte Harnsäurewerte negativ auf den Zustand der Gefäßwände auswirken, ist bisher nicht bewiesen. Die Gicht zählt jedoch insofern zu den Risikofaktoren für Arteriosklerose, als sie in sehr vielen Fällen zusammen mit Diabetes mellitus, Übergewicht und Bluthochdruck auftritt.

Weitere Faktoren

Angesichts der heutigen hohen Lebenserwartung sind arteriosklerotische Veränderungen in den Gefäßen kaum zu vermeiden. Frauen sind hier im Vorteil, weil ihre Sexualhormone die Gefäße schützen. Mit der Menopause jedoch stellt der Körper deren Produktion aber weitestgehend ein. Mit etwa 70 Jahren sind Frauen dann ebenso gefährdet, an Arteriosklerose zu erkranken, wie Männer.

Wissenschaftler beschäftigt derzeit auch die Frage, ob Immunkomplexe mit arteriosklerotischen Veränderungen in Zusammenhang stehen. Immunkomplexe sind Gebilde aus einem Antigen und einem Antikörper. Sie entstehen bei Infektionen im Körper und verschwinden nicht wieder. Ob sie sich an den Wänden der Blutgefäße ablagern, wird zurzeit erforscht. Genauso ungeklärt ist, ob und inwieweit die Härte des Wassers (diskutiert wird vor allem weiches Wasser) bei der Häufigkeit von Arterioskleroseerkrankungen eine Rolle spielt. Mit dem Härtegrad des Wassers fällt der Magnesiumgehalt, d. h., weiches Wasser enthält weniger Magnesium. Dieses Spurenelement ist jedoch für viele Stoffwechselvorgänge von großer Bedeutung.

Risikofaktoren für Arteriosklerose

1. Ordnung

- Rauchen
- Diabetes mellitus
- Zu hohe Blutfettwerte (Hypercholesterinämie)
- Erhöhter Blutdruck (Hypertonie)
- Alter
- Geschlecht
- Genetische Faktoren (Vererbung)

2. Ordnung

- Gicht
- Übergewicht
- Bewegungsmangel

Neue Forschungsansätze

- Psychosozialer Stress
- Antibabypille (Ovulationshemmer)
- Immunkomplexe
- Wasserhärte

Die periphere arterielle Verschlusskrankheit

Zu den typischen Symptomen, die auf eine periphere arterielle Verschlusskrankheit schließen lassen, gehören neben Kältegefühl und Missempfinden im betroffenen Bein häufig auch die Blässe des Beins und Pilzerkrankungen zwischen den Zehen. Als vorrangiges Symptom wäre jedoch der belastungsabhängige Gehschmerz zu nennen, aus dem wiederum die so genannte Schaufensterkrankheit (Claudicatio intermittens) resultiert.

Der belastungsabhängige Gehschmerz macht sich folgendermaßen bemerkbar: Nach einer gewissen Gehstrecke treten Muskelschmerzen in einem Bein auf, die zum Stehenbleiben zwingen. Anfangs dauert diese nicht beabsichtigte Ruhepause nur Sekunden, später vergehen bis zu zehn Minuten, bevor der Patient wieder weitergehen kann.

Zu diesem Zeitpunkt ist der Zustromwiderstand der arteriosklerotisch verengten Arterien bereits so hoch, dass die für die Muskelarbeit notwendige Mehrdurchblutung nicht mehr gewährleistet ist. Infolge dieser unzureichenden Ver- und Entsorgungslage kommt es zu einer Anhäufung schmerzauslösender Substanzen. Der typische Sauerstoffmangelschmerz wird ausgelöst.

Es können Jahre vergehen, bis eine Arterienverkalkung erste Beschwerden verursacht. Symptome wie z. B. leichte Herzschmerzen oder Schwindelanfälle lassen jedoch mit großer Sicherheit auf eine Mangeldurchblutung schließen.

Unbemerkter Arterienverschluss

Von der großen Oberschenkelarterie (Arteria femoralis) zweigt im Oberschenkel ein wichtiger Ast, die tiefe Oberschenkelarterie (Arteria femoralis profunda) ab. Diese spielt bei einem Verschluss der großen Oberschenkelarterie oberhalb der Abzweigung eine bedeutende Rolle: Durch viel Bewegung kann über die tiefe Oberschenkelarterie ein Ersatzkreislauf, ein so genannter Kollateralkreislauf, eröffnet werden. Dabei wird das frische Blut von der inneren Beckenarterie über die Blutgefäße, die die Hüfte umspannen, in diese tiefe Arterie geleitet.
Viele Patienten bemerken deshalb nicht einmal, dass ihre große Oberschenkelarterie oberhalb der Verzweigung verschlossen oder zumindest teilweise verschlossen ist.
Kommt es dagegen zu einem Verschluss unterhalb der Zweigstelle, wird es – je nachdem, wie stark die Arterie verengt ist – problematischer.

Die diabetische Angiopathie

Es ist sehr wichtig, den Blutzuckerspiegel in regelmäßigen Abständen bestimmen zu lassen – vor allem dann, wenn eine erbliche Veranlagung für die Zuckerkrankheit vorliegt und in der Familie Diabetes mellitus vorkommt.

Bei diesem Gefäßleiden handelt es sich um eine Sonderform, die auch unabhängig von Arteriosklerose auftreten kann. Die typische diabetische Angiopathie betrifft ausschließlich die kleinen bis kleinsten Gefäße. Diabetes mellitus spielt daneben als Risikofaktor für das vorzeitige Auftreten von Arteriosklerose eine wesentliche Rolle.
Charakteristisch für das Krankheitsbild der diabetischen Angiopathie ist die Neigung der Betroffenen zur Gangränbildung, ohne dass vorher die typischen Krankheitsstadien der peripheren arteriellen Verschlusskrankheit durchlaufen worden wären (siehe Seite 65f.).
Als einzige Zeichen im Frühstadium sind Missempfindungen, Sensibilitätsstörungen, Kribbeln und Taubheitsgefühle zu beobachten. Oft tritt im Spät- und Endstadium der Krankheit ein feuchtes Zehen- oder Vorfußgangrän mit noch fühlbaren Fußpulsen auf (dies ist bei der PAVK nicht der Fall), oder es besteht eine Verengung der Fuß- und Zehenarterien. Im Vergleich zur Arteriosklerose fällt auf, dass die Gangränbildung schneller voranschreitet.

Untersuchungsmethoden

Zur Diagnostizierung arteriell bedingter Durchblutungsstörungen stehen viele Methoden zur Verfügung. Am Anfang steht auch hier die möglichst genaue Aufnahme des konkreten Krankheitsfalls.

Das Erstgespräch

Wenn Sie sich mit arteriellen Beschwerden in ärztliche oder heilpraktische Hände begeben, sollten Sie über einige Punkte offen sprechen. Nur ehrliche Angaben können zur richtigen Therapie führen. Der behandelnde Arzt oder Heilpraktiker wird versuchen herauszufinden, welche Risikofaktoren in welcher Ausprägung vorliegen und ob und in welcher Form es zu Begleiterkrankungen gekommen ist.

Männer sollten damit rechnen, dass der behandelnde Arzt ihnen Fragen zu ihrer sexuellen Aktivität stellt. Der Grund dafür ist, dass Potenzstörungen mit einem Verschluss der Beckenarterie in Zusammenhang stehen können.

Wichtige Fragen

- ▶ Rauchen Sie (und wenn ja, wie viel)?
- ▶ Welche Beschwerden haben Sie in Ruhe und beim Gehen?
- ▶ Leiden Sie an Gefühlsstörungen (Kribbeln, Taubheit etc.)?
- ▶ Welche Risikofaktoren (z. B. Diabetes mellitus oder Bluthochdruck) treffen auf Sie zu?
- ▶ Leiden oder litten Sie unter Fußpilz?
- ▶ Nehmen Sie Medikamente, die die Fließeigenschaften des Bluts beeinflussen?
- ▶ Treiben Sie Sport (und wenn ja, welchen und wie oft)?
- ▶ Gibt es in Ihrer Familie bereits Fälle von Arteriosklerose?
- ▶ Bei Männern: Kommt es zu sexuellen Funktionsstörungen?

Dopplerdruckmessung

Wenn es um arterielle Durchblutungsstörungen geht, reicht der übliche Messvorgang am Arm nicht aus. Benötigt werden Messwerte von beiden Armen und von beiden Knöcheln. Sie werden mit der Dopplersonde ermittelt. Anhand dieser Werte lässt sich der so genannte tibiobrachiale Index errechnen.

Mit diesem Index kann das Verhältnis zwischen Knöcheldruck und Armdruck bestimmt werden, und es lassen sich darüber hinaus Seitenunterschiede feststellen.
Normal ist ein Wert von 1,1. Liegt der Wert bei 1, ist es möglich, dass krankhafte Veränderungen vorhanden sind; ist er kleiner als 1, liegen mit Sicherheit krankhafte Veränderungen vor. Das Bein ist bedroht, wenn der Index unter 0,5 und der systolisch gemessene Absolutwert am Fuß unter 50 mmHg liegt.

Tast- und Abhöruntersuchungen

Durch das Abhören auf Gefäßgeräusche und das Tasten des Pulses verschiedener Arterien (außer Kniekehlen immer beidseitig) lassen sich Rückschlüsse auf den Zustand der Gefäße ziehen.
Man kann bei diesen mechanischen Untersuchungen zwar nicht mit Gewissheit sagen, ob ein Puls stark oder schwach ist, mögliche Seitenunterschiede sind bei der Hör- und Fühlmethode aber schon deutlich auszumachen.

Begeben Sie sich in ärztliche Behandlung, wenn die Ratschowsche Belastungsprobe bei Ihnen keinen Normalbefund ergeben hat. Erst dann lässt sich genau bestimmen, wie der Zustand Ihres Gefäßsystems aussieht.

Lagerungsprobe nach Ratschow

Diese Methode hat seit des Einsatzes der Dopplerdruckmessung an Bedeutung verloren. Da man sie aber auch gut selbst zu Hause durchführen kann, ist sie zur Orientierung oder als Test nach wie vor wertvoll. Zur Durchführung benötigt man eine Stoppuhr bzw. eine Armbanduhr mit Sekundenzeiger:

- Legen Sie sich mit dem Rücken auf einen Tisch, und strecken Sie die Beine senkrecht nach oben.
- Bewegen Sie in dieser Position nun Ihre Füße nach vorn und hinten, nach innen und außen.
- Sobald Sie spüren, dass Ihre Muskeln zu schmerzen beginnen (meist nach etwa zwei bis vier Minuten), setzen Sie sich möglichst schnell wieder auf und drücken die Stoppuhr oder schauen auf den Sekundenzeiger Ihrer Armbanduhr.
- Ihre Beine lassen Sie nun locker baumeln.

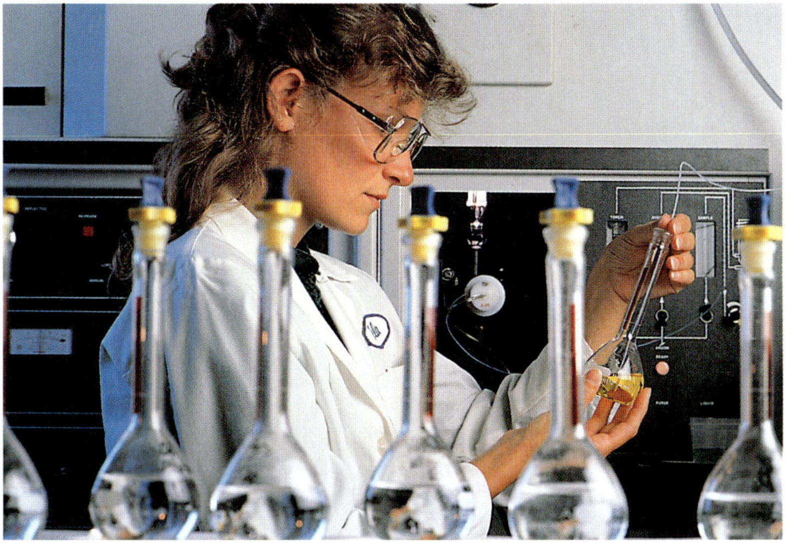

Vor einer apparativen Untersuchung wird eventuell ein Blutbild erstellt. Dieses kann, neben Blutfett- oder Blutzuckerwerten, auch sehr viel über die Fließeigenschaften des Bluts aussagen.

Ein Normalbefund liegt vor, wenn die Beine in weniger als fünf Sekunden wieder rosig sind und die Venen sich in weniger als 20 Sekunden wieder auffüllen. Dauert es länger, könnte eine periphere arterielle Verschlusskrankheit die Ursache sein. Die genau Ursache kann jedoch nur Ihr Arzt oder Heilpraktiker klären.

Laboruntersuchungen

Der vorrangige Zweck der Blutuntersuchungen ist es, herauszufinden, wie es um die Fließeigenschaften des Bluts bestellt ist. Es wird dabei ein allgemeines Blutbild erstellt, bei dem Hämatokrit, Elektrolyte und Kreatinin (dieser Wert gibt Auskunft über die Nierenfunktion, was bei der Verwendung von Kontrastmitteln wichtig werden kann) im Labor bestimmt werden.

Leberenzyme, Blutzucker und Blutfette sollte man ebenfalls messen. Die Blutsenkungsgeschwindigkeit gibt Hinweise auf das Zusammenklumpen roter Blutkörperchen. Und der Fibrinogenwert – beim Fibrinogen handelt es sich um eine Vorstufe des Fibrins (Eiweißfäden) – sagt etwas über die Zähigkeit des Blutplasmas aus.

Der Hämatokrit ist definiert als der prozentuale Anteil aller Bestandteile von Zellen am Gesamtvolumen des Bluts. Je höher der Hämatokritwert ausfällt, desto schlechter sind in der Regel die Fließeigenschaften des Bluts.

Kontrollierter Gehtest

Die entscheidende Grundlage für die Diagnostik und die Beurteilung des Therapieverlaufs bei Patienten mit peripherer arterieller Verschlusskrankheit ist der kontrollierte Gehtest. Bei diesem Gehtest wird der Patient dazu angehalten, etwa 120 Schritte pro Minute zu absolvieren. Dabei werden folgende Daten notiert:

- Die zurückgelegte Strecke in Metern bis zum Beginn der Schmerzen, Art und Ort der Schmerzen
- Die zurückgelegte Strecke in Metern bis zum schmerzbedingten Stehenbleiben, Art und Ort der Schmerzen
- Alle weiteren auftretenden Beschwerden, wie z. B. Herzprobleme

Anhand der bisher genannten Untersuchungsverfahren wird über das weitere Vorgehen entschieden. Muss der Arzt oder Heilpraktiker davon ausgehen, dass bei einem Patienten ein akuter Arterienverschluss vorliegt bzw. die periphere arterielle Verschlusskrankheit bereits ein bedenkliches Stadium erreicht hat (siehe Seite 65f.), kommt es zur Einweisung in die Klinik, wo die Diagnose mittels weiterer Verfahren verfeinert werden kann.

Je präziser Ihre Beschwerden durch verschiedene Tests eingegrenzt werden, umso gezielter und effektiver kann die anschließende Therapie greifen. Es versteht sich von selbst, dass Sie bei der Diagnosestellung auch sich selbst gegenüber ehrlich sein müssen.

Arteriografie

Die Arteriografie dient der Einschätzung von Arterienverschlüssen in den Beinen. Ein Röntgenkontrastmittel wird direkt in die Arterie gespritzt. Sollen beide Beine gleichzeitig dargestellt werden, wird in die Bauchschlagader gespritzt, bei nur einem Bein in die Beinarterie. Anschließend wird geröntgt. Durch den Blutfluss erhält der Arzt eine komplette Darstellung des arteriellen Gefäßbetts.

Digitale Subtraktionsangiografie (DSA)

Bei der DSA werden im Vergleich zu anderen Untersuchungsmethoden nur ganz geringe Menge an Kontrastmittel benötigt, um eine ganze Serie von Röntgenaufnahmen des Gefäßbetts machen zu können. Der Name dieser Untersuchungsmethode rührt daher, dass zunächst Arterienbilder ohne Kontrastmittel aufgenommen werden. Mit Hilfe eines Computers (digital) werden die zweiten Aufnahmen (mit Kontrastmittel) über die ersten gelegt und von diesen abgezogen (subtrahiert). Auf diese Weise erhält man unter Verwendung eines Minimums an Kontrastmittel eine differenzierte Darstellung des arteriellen Gefäßsystems der Beine. Ein weiterer Vorteil für den Patienten besteht darin, dass diese Untersuchungsmethode meist ambulant durchgeführt werden kann.

Die DSA kann auch zur Venendarstellung eingesetzt werden. Ihre Vorteile sind eine exakte Beurteilung des gesamten Venensystems und eine genaue Unterscheidung, welche Form von Varizen vorliegt. Das Risiko, durch das Kontrastmittel eine Reizung der Venenwand hervorzurufen, ist mittlerweile geringer.

Die Fontainschen Stadien

Um eine genauere Diagnose stellen zu können, hat der französische Chirurg René Fontaine den Verlauf der peripheren arteriellen Verschlusskrankheit in vier Stadien und Unterstadien eingeteilt.
Anhand dieser Einteilung, die vom belastungsabhängigen Schmerz des Patienten ausgeht, lässt sich die Schwere der Krankheit näher eingrenzen. Damit bildet sie ein wichtiges Instrumentarium für die Therapie (siehe Seite 78, »Kontrollierter Gehtest«).

Stadium I

In Stadium I ist man noch beschwerdefrei, die Verengung geht vonstatten, ohne dass Symptome auftreten.

Stadium II

Die Gehstrecke, die man ohne Beschwerden absolvieren kann, ist eingeschränkt. Es treten belastungsabhängige Schmerzen auf.

Stadium IIa

Der belastungsabhängige Schmerz tritt erst nach einer Gehstrecke von mehr als 200 Metern auf.

Stadium IIb

Bereits bei einer Gehstrecke von weniger als 200 Metern kommt es zu belastungsabhängigen Schmerzen.

Wo es zu Schmerzen kommt

Wenn eine Arterie verschlossen oder verengt ist, tritt der Schmerz in der Regel immer eine Etage tiefer auf.

▶ **Beckentyp** (30 bis 35 Prozent der Fälle): Eine Verengung der Aorta oder der Beckenarterien führt zu Beschwerden im Oberschenkel. Pulse der großen Oberschenkelarterie fehlen oder sind schwach.

▶ **Oberschenkeltyp** (40 bis 50 Prozent der Fälle): Ein Verschluss der großen Oberschenkelarterie führt zu Beschwerden im Unterschenkel. Die Pulse der Arteria femoralis in der Leiste sind tastbar, die Pulse der Kniearterie fehlen.

▶ **Unterschenkeltyp** (15 bis 20 Prozent der Fälle): Die periphere arterielle Verschlusskrankheit tritt im Bereich des Unterschenkels auf (dies ist besonders häufig bei Diabetikern der Fall). Der Puls der Kniearterie ist tastbar, die Fußpulse sind hingegen schwach oder fehlen ganz. Die Schmerzen treten im Fuß auf.

Stadium III

Nicht nur beim Gehen (unter 200 Meter) treten Schmerzen auf, sondern auch im Ruhezustand.

Das Stadium III der peripheren arteriellen Verschlusskrankheit kann sich auch durch Hauterscheinungen bemerkbar machen: Die Haut an den Beinen kann farblos aussehen oder glänzende Rötungen aufweisen.

Stadium IV

Zusätzlich zu Geh- und Ruheschmerzen stirbt Gewebe ab. Es entwickelt sich ein Gangrän.

Therapieziele

Die Therapieziele bei arteriellen Störungen ähneln den Zielen für venös bedingte Durchblutungsstörungen. Dabei wird die Grundtherapie durch unterstützende Maßnahmen ergänzt. Einen hohen Stellenwert hat die Verbesserung des Blutflusses sowie der Mikrozirkulation (siehe Seite 38). Schwere Mikrozirkulationsstörungen führen im arteriellen Bereich zum Geschwür oder zum Gangrän.

Wiederherstellung der arteriellen Strombahn

Hierbei steht eine Erweiterung des Gefäßes, das verengt oder verschlossen ist, im Vordergrund. Die Wiederherstellung umfasst die chirurgische oder medikamentöse Entfernung von Thromben, die Ausdehnung der Gefäße und eventuell das Einsetzen eines so genannten Stents (siehe Seite 83). Kann ein Verschluss mit diesen Maßnahmen nicht beseitigt werden, muss er durch einen Bypass aus Kunststoff oder durch einen Venenbypass (dabei dient eine entnommene Vene als Arterienersatz) überbrückt werden.

Therapie von Begleiterkrankungen

Außerordentlich wichtig ist die korrekte Insulineinstellung bei Diabetikern. Solange der Zuckerspiegel im Blut zu hoch ist, besteht die ernsthafte Gefahr, dass die innerste Schicht der Gefäße (Intima) geschädigt wird – mit den damit verbundenen Folgen.
Richtige Glukosewerte im Blut sind aber nur zu erreichen, wenn im Körper genügend Insulin arbeitet. Möglicherweise muss ein Patient, dem bislang orale Antidiabetika (Tabletten) verabreicht wurden, auf Insulinspritzen umgestellt werden. Die Blutgefäße werden ebenfalls geschädigt, wenn man schwer wiegende Grundkrankheiten (z. B. Bluthochdruck, Herzinsuffizienz, zu hohe Blutfettwerte, Gicht) nicht ausreichend in den Griff bekommt.

Motivation des Patienten

Auch bei arteriellen Durchblutungsstörungen sind mühsame Dauertherapien erforderlich. Den Betroffenen wird dabei ein hohes Maß an Durchhaltevermögen abverlangt.
Ein wirklicher Therapieerfolg ist deshalb nur zu erwarten, wenn der Patient umfassend über seine Krankheit informiert wird, die Gefahren erkennt und zur aktiven Mitarbeit motiviert werden kann. Dieser Aufgabe sollte der behandelnde Arzt oder Heilpraktiker unbedingt genügend Beachtung schenken.

Der behandelnde Arzt oder Heilpraktiker sollte es als eine seiner vordringlichsten Aufgaben ansehen, den Patienten zur aktiven Mitarbeit zu veranlassen – wenn nötig immer wieder aufs Neue.

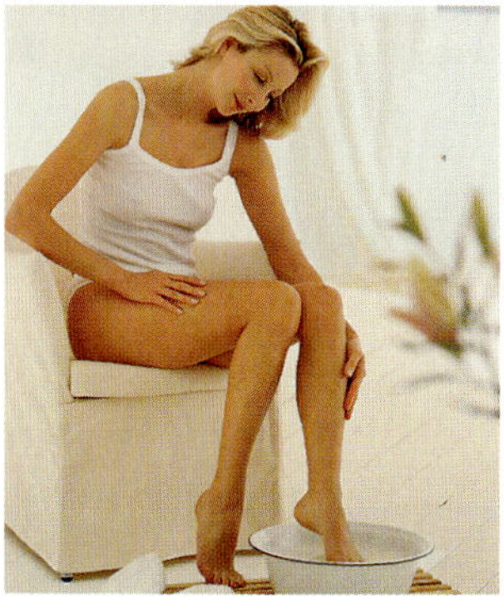

Ihren Füßen drohen durch arterielle Durchblutungsstörungen besondere Gefahren, die Sie durch richtige Fußpflege vermeiden können.

Arterielle Störungen ganzheitlich behandeln

Ob eine Therapie erforderlich ist oder nicht, hängt vom Stadium der Erkrankung ab (I bis IV nach Fontaine). Die meisten Ärzte und Heilpraktiker sind sich einig, dass im Stadium I keine Therapie notwendig ist. Für Betroffene ist es allerdings wichtig, die Risikofaktoren zu vermindern (siehe Seite 68ff.). Zu den wichtigsten Maßnahmen bei beginnenden arteriellen Durchblutungsstörungen gehört es jedoch, das Rauchen aufzugeben.

Im Stadium IIa ist eine Bewegungstherapie, eventuell kombiniert mit Maßnahmen zur Verbesserung der Fließeigenschaften des Bluts ausreichend. Ab Stadium IIb aber sind weitergehende Therapien auf jeden Fall notwendig.

Von der operativen Weitung der Arterien bis hin zur gezielten Bewegungstherapie – die Medizin kennt viele Verfahren, um den Blutfluss zu verbessern und verengte oder verschlossene Arterien wieder durchgängig zu machen.

Chirurgische Therapie

Chirurgische Eingriffe im arteriellen Bereich dienen immer der Erweiterung der Gefäße oder der Überbrückung einer verschlossenen Stelle. Es gibt drei grundlegende Verfahren, die einzeln oder in Kombination durchgeführt werden.

TEA

Die chirurgische Entfernung eines Thrombus aus der Arterie wird als Thrombendarteriektomie (TEA) bezeichnet. Sie kommt bei einem akuten arteriellen Verschluss zum Einsatz.

Ein solcher Verschluss zeigt sich in einem plötzlichen, peitschenden Schmerz, der sich von der verschlossenen Stelle bis hinunter zu den Zehen erstreckt. Heute kann ein Thrombus auch mittels Laserstrahlen oder Ultraschall zertrümmert werden.

Bypass

Bei einer Bypassoperation wird anstelle der verstopften Arterie eine Kunststoffprothese oder eine körpereigene Vene eingesetzt. Der Venenbypass kommt heute nicht mehr so häufig zur Anwendung. Üblich war, dafür den Hauptstrang der oberflächlichen Venen, die Vena saphena magna, zu entnehmen, die dann (um die Funktion der Venenklappen auszuschalten) verkehrt herum reimplantiert wurde. Oder man beließ die Vene im Bein, zerstörte die Venenklappen mittels eines speziellen Instruments und schloss dann die Arterie dort an.
Vor einer Bypassoperation muss unbedingt überprüft werden, ob der Ablauf gewährleistet ist. Stellt sich nämlich im Nachhinein heraus, dass die Arterie unterhalb des neu geschaffenen Gefäßes verstopft ist, schießt das Blut dank der Umleitung mit großer Geschwindigkeit in ein verengtes, nicht belastbares Gefäß. Dann wäre die Operation nicht nur sinnlos gewesen, sie würde sogar Schaden anrichten.

Bei der Wiederherstellung der Funktionsfähigkeit von verengten bzw. verschlossenen Arterien spricht man von rekonstruktiver Gefäßplastik. Die notwendige Nachbehandlung nach einem solchen Eingriff besteht in einer Kompressionstherapie und viel Bewegung.

PTA

Unter der perkutanen transluminalen Angioplastie (PTA) versteht man die Aufdehnung eines Gefäßes mittels Ballonkatheter und das (eventuelle) Einsetzen eines Stents in die Arterie. Als Stent bezeichnet man ein kleines röhrenförmiges Metallgitter, das sich im Gefäß aufspannt und auf diese Weise die Durchlässigkeit der Arterie gewährleistet.

Konservative Therapie

Die Behandlung ohne Operationen dient vorwiegend der Verbesserung der Fließeigenschaften des Bluts. Hinter einem Verschluss sind die nachgeschalteten Arterien, um diesen auszugleichen, maximal erweitert, und in der Mikrozirkulation herrschen extrem niedrige Strömungskräfte. Letzteres hat zur Folge, dass sich durch die zunehmende Zähigkeit des Bluts (Viskosität) die Fließeigenschaften dramatisch verschlechtern. Die Verformbarkeit der roten Blutkörperchen nimmt

Die Blätter des Ginkgobaums enthalten durchblutungsfördernde Substanzen. Diese verbessern die Fließeigenschaften des Bluts in Gehirn, Beinen und Armen. Die genannten Präparate mit Ginkgo-biloba-Extrakten sind rezeptfrei in der Apotheke erhältlich.

stark ab. Diese ist aber wichtig für das Passieren der Kapillaren, in denen der Stoffaustausch stattfindet. Die roten Blutkörperchen werden steif und verklumpen, das Gewebe erhält zu wenig Sauerstoff, es kommt zu dessen Übersäuerung. Das hat wiederum zur Folge, dass noch mehr rote Blutkörperchen versteifen und verklumpen – ein Teufelskreis. Das Ende wäre im schlimmsten Fall ein totaler Zusammenbruch der Strömung und das Entstehen eines arteriellen Geschwürs oder eines Gangräns. Durch die konservative Therapie wird versucht, trotz niedrigster Strömungskräfte und der Anhäufung saurer Stoffwechselprodukte eine Restströmung aufrecht zu erhalten.

Als Möglichkeiten bieten sich an:

- Medikamente wie Ginkgo biloba EGB 761(»Rökan«, »Tebonin«) und Azetylsalizylsäure. Allein mit dem Verabreichen von Ginkgo biloba EGB 761 lässt sich die Gehstrecke um 46 bis 119 Prozent steigern.
- Blutverdünnung durch mehrfachen Aderlass (Hämodilution).
- Hämatogene Oxidationstherapie (HOT) (siehe Seite 62). Die Gehstrecke kann sich dadurch um bis zu 193 Prozent erhöhen.

Welche dieser Möglichkeiten infrage kommt, richtet sich nach der Schwere der peripheren arteriellen Verschlusskrankheit (Stadien nach Fontaine). Da in den Stadien I und IIa Vorbeugung und Bewegung genügen, liegt das Augenmerk auf den späteren Stadien.

Krankheitsstadium IIb

In diesem Stadium ist noch eine alleinige konservative Behandlung möglich. Empfehlenswert ist eine Kombination von Medikamenten und Aderlass.

- Ginkgo biloba EGB 761 (»Rökan«, »Tebonin«) kann mit täglich 120 bis 240 Milligramm hoch dosiert werden.
- Azetylsalizylsäure mit einer Tagesdosis von 100 Milligramm.
- Hämodilution für die Verbesserung von Makro- und Mikrozirkulation. Der Hämatokritwert wird durch mehrere Aderlässe auf einen in diesem Stadium optimalen Wert von 38 bis 40 gebracht.
- Hämatogene Oxidationstherapie (HOT) sorgt bei arteriellen Durchblutungsstörungen für eine Senkung der Zähigkeit des Blutplasmas.

Krankheitsstadien III und IV

Da in diesen fortgeschrittenen Stadien die Ruhedurchblutung zur Versorgung des Gewebes nicht mehr ausreicht, ist das Bein hochgradig gefährdet und ein Klinikaufenthalt unvermeidlich. Zur konservativen Therapie, die dort zur Anwendung kommt, gehören Maßnahmen zur Senkung des Hämatokritwerts, Lysebehandlungen (Auflösung eines Blutgerinnsels mittels bestimmter Substanzen) bei chronisch arteriellen Verschlüssen und häufig Behandlungen mit Prostaglandin E1.
Im Stadium IV nach Fontaine handelt es sich um arterielle Geschwüre und Gangräne. Das abgestorbene Gewebe ist blauschwarz bis schwarz verfärbt. Ein Gangrän (meist sind Zehen und Vorfuß betroffen) verursacht oft keine Schmerzen, da neben dem Zusammenbruch der Mikrozirkulation, der zum Gewebetod führt, auch die Nerven zerstört sind. Für die arteriellen Geschwüre und Gangräne sind umfassende Wundbehandlungen, zum Teil in Kombination mit Breitbandantibiotika, unbedingt erforderlich. Bleiben diese Erscheinungen unbehandelt, sind Amputationen unvermeidlich.

Hilfe bei Geschwüren und Gangränen

Geschwürbildungen an den Beinen gehen oft mit Ersterkrankungen einher. Typisch ist ihr Auftreten bei schlecht oder gar nicht behandeltem Diabetes mellitus. Wer unter dieser Krankheit leidet, sollte Vorsichtsmaßnahmen ergreifen:

- Fußpflege mit täglicher Wäsche und Fußpuder
- Verletzungen vermeiden, besonders bei der Fußpflege (besser einen Profi bemühen)
- Nicht barfuß laufen (dabei besteht Verletzungsgefahr)
- Keine Wärme von außen (Wechselbäder, Wärmflasche, Saunagänge etc.)
- Keine extreme Kälte (im Winter Wollsocken tragen)
- Nach Möglichkeit mehrmals täglich die Schuhe wechseln
- Nur festes und bequemes Schuhwerk tragen (eingeengte Zehen sind eine meist unterschätzte Gefahrenquelle)
- Täglich die Socken oder Strümpfe wechseln
- Auf Fußpilz achten, gegebenenfalls sofort behandeln

Gönnen Sie sich in regelmäßigen Abständen den »Luxus« einer professionellen medizinischen Fußpflege. Abgesehen davon, dass Ihre Füße dabei fachgerecht versorgt werden, ist die Behandlung auch äußerst wohltuend und entspannend.

Bewegungstherapie

Die Bewegungstherapie ist neben der Einschränkung oder Beseitigung der Risikofaktoren und der medikamentösen Therapie die grundlegende Behandlungsform. Allerdings ist sie von einer ausreichenden arteriellen Durchblutungsreserve abhängig. Daher dürfen sich auch nur Betroffene der Krankheitsstadien I und IIa und – mit ärztlicher Erlaubnis – Patienten im Frühstadium IIb an die Übungen wagen.
Nie sollten Patienten der Stadien IIb bis IV in die Bewegungstherapie genommen werden. Herzkranke und nicht eingestellte Bluthochdruckpatienten müssen mit Bewegung sehr vorsichtig sein. Menschen, die einen Herzinfarkt oder Schlaganfall erlitten haben, dürfen bis zu sechs Wochen nach dem Ereignis keine zusätzliche Bewegung bekommen.

Wie wäre es mit Tanzen? Auch das ist eine Form von Bewegung. Sie müssen dazu nicht unbedingt in die Diskothek gehen: Legen Sie Ihre Lieblingsmusik auf, und tanzen Sie dazu einfach durch Ihr Zimmer.

Allgemeine Bewegungsübungen

Sowohl gesunde Menschen, in deren Familien noch keine Arteriosklerose vorgekommen ist, als auch PAVK-Patienten der Stadien I und IIa sollten Ihre Arterien unbedingt trainieren. Die folgenden Übungen (siehe Seite 87f.) sind sinnvoll.

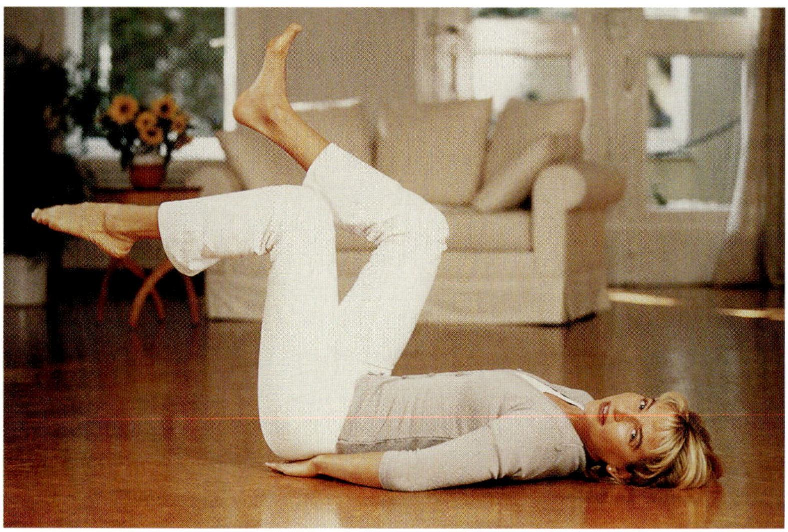

Planen Sie regelmäßige Gefäßgymnastik in Ihren Alltag ein. Gerade nach einem langen Arbeitstag ist diese Art der Beinentlastung äußerst wohltuend.

Fahrrad fahren

Setzen Sie sich auf den Boden, stützen Sie sich auf den Unterarmen ab, und fahren Sie mit den Beinen in der Luft Fahrrad. Zuerst vorwärts, dann rückwärts – so kraftvoll wie möglich. Machen Sie eine kurze Pause, und wiederholen Sie dann die Übung 10- bis 15-mal.

Kreiselübung

Legen Sie sich auf den Boden, die Arme flach neben dem Körper. Heben Sie die Beine gleichzeitig an, und lassen Sie sie kreisen. Dabei bleiben sie möglichst gestreckt. Sollte Ihnen die Übung anfangs schwer fallen, wippen Sie in der Schwebe mit den Füßen. 10- bis 20-mal wiederholen, dazwischen 3 Minuten pausieren.

Grashüpfer

Gehen Sie auf die Knie, und stützen Sie sich vor Ihrem Körper mit den Händen ab. Strecken Sie ein Bein waagrecht nach hinten, halten Sie es kurz, und legen Sie es wieder ab. Dann wechseln Sie das Bein. Wiederholen Sie die Übung mit jedem Bein 10- bis 20-mal.

Zehen verstecken

Setzen Sie sich auf einen Hocker. Ziehen Sie nun die Beine an, und versuchen Sie, Ihre Zehen unter den Hocker zu kippen. Nun die Zehen wieder nach vorn nehmen, entspannen und so weit wie möglich spreizen. 5-mal wiederholen, dazwischen 3 Minuten pausieren.

Fußkreisen

Auch diese Übung wird auf einem Hocker sitzend ausgeführt. Strecken Sie die Beine nach vorn und lassen die Füße jeweils 10-mal nach links und 10-mal nach rechts kreisen. Machen Sie 3 Minuten Pause, und wiederholen Sie dann die Übungsfolge.

Fußwippen

Stellen Sie sich auf den Boden, die Füße schulterbreit auseinander. Verlagern Sie das Gewicht zuerst auf Ihre Zehen, dann auf Ihre Fersen. Wiederholen Sie die Übung 10- bis 20-mal.

Führen Sie Ihre Übungen nach Möglichkeit jeden Tag zur gleichen Zeit durch, beispielsweise eine Viertelstunde vor dem Abendessen. Lassen Sie sich in diesen Minuten durch nichts ablenken.

Mit der Zeit wird sich sicherlich eine Übung herauskristallisieren, die Sie besonders gern und ohne Anstrengung durchführen. Probieren Sie aber dennoch auch andere, schwierigere Übungen aus: Mit der Zeit werden Ihnen auch diese leichter fallen.

Auto fahren

Setzen Sie sich mit gestreckten Beinen auf den Boden, und stützen Sie sich hinter Ihrem Rücken mit den Händen ab. Nun beugen und strecken Sie Ihre Füße im Wechsel so weit wie möglich. Wiederholen Sie die Übung 20-mal.

Zehenstand

Stellen Sie sich barfuß auf den Boden, und begeben Sie sich in den Zehenstand. Einen Moment in dieser Position verweilen, dann die Füße wieder senken. Machen Sie diese Übung 5-mal hintereinander, und wiederholen Sie sie nach 3 Minuten Pause.

Zehenbeugen

Setzen Sie sich auf einen Stuhl, Ihre Füße stehen parallel nebeneinander auf dem Boden. Beugen Sie nun Ihre Zehen, d. h., krallen Sie sie fest zusammen, und entspannen Sie sie anschließend wieder. Wiederholen Sie die Übung 10- bis 15-mal.

Kniebeugen

Stellen Sie sich auf die Zehenspitzen, und gehen Sie langsam in die Knie. Die Fersen bleiben dabei oben. Machen Sie 5 Kniebeugen, dann 3 Minuten Pause, und anschließend wiederholen Sie die Sequenz.
Wer übergewichtig ist oder an Gelenkerkrankungen leidet, kann die Übung mit flach aufgesetztem Fuß beginnen und sich beim Bücken eventuell festhalten.

Auf der Stelle laufen

Stellen Sie sich hin, und ahmen Sie schnelles Gehen nach. Dabei heben Sie abwechselnd Ihre Fersen, ohne sich jedoch fortzubewegen.

Aufstehen

Setzen Sie sich auf einen Hocker, und ziehen Sie die Füße eng an ihn heran. Gehen Sie nun in den Zehenstand, und stehen Sie langsam auf. Bleiben Sie im Zehenstand, und strecken Sie Ihre Beine. Wiederholen Sie diese Übung 5-mal, pausieren Sie dazwischen 3 Minuten.

Übungskarte für Bewegungstherapie

Woche	1	2	3	4	5	6	7	8	9	10
Fahrrad fahren	1. 2. 3. 4. 5. 6. 7.	1. 2. 3. 4. 5. 6. 7.	1. 2. 3. 4. 5. 6. 7.	1. 2. 3. 4. 5. 6. 7.	1. 2. 3. 4. 5. 6. 7.	1. 2. 3. 4. 5. 6. 7.	1. 2. 3. 4. 5. 6. 7.	1. 2. 3. 4. 5. 6. 7.	1. 2. 3. 4. 5. 6. 7.	1. 2. 3. 4. 5. 6. 7.
Kreisel-übung	1. 2. 3. 4. 5. 6. 7.	1. 2. 3. 4. 5. 6. 7.	1. 2. 3. 4. 5. 6. 7.	1. 2. 3. 4. 5. 6. 7.	1. 2. 3. 4. 5. 6. 7.	1. 2. 3. 4. 5. 6. 7.	1. 2. 3. 4. 5. 6. 7.	1. 2. 3. 4. 5. 6. 7.	1. 2. 3. 4. 5. 6. 7.	1. 2. 3. 4. 5. 6. 7.
Gras-hüpfer	1. 2. 3. 4. 5. 6. 7.	1. 2. 3. 4. 5. 6. 7.	1. 2. 3. 4. 5. 6. 7.	1. 2. 3. 4. 5. 6. 7.	1. 2. 3. 4. 5. 6. 7.	1. 2. 3. 4. 5. 6. 7.	1. 2. 3. 4. 5. 6. 7.	1. 2. 3. 4. 5. 6. 7.	1. 2. 3. 4. 5. 6. 7.	1. 2. 3. 4. 5. 6. 7.
Zehen verstecken	1. 2. 3. 4. 5. 6. 7.	1. 2. 3. 4. 5. 6. 7.	1. 2. 3. 4. 5. 6. 7.	1. 2. 3. 4. 5. 6. 7.	1. 2. 3. 4. 5. 6. 7.	1. 2. 3. 4. 5. 6. 7.	1. 2. 3. 4. 5. 6. 7.	1. 2. 3. 4. 5. 6. 7.	1. 2. 3. 4. 5. 6. 7.	1. 2. 3. 4. 5. 6. 7.
Fußkeisen	1. 2. 3. 4. 5. 6. 7.	1. 2. 3. 4. 5. 6. 7.	1. 2. 3. 4. 5. 6. 7.	1. 2. 3. 4. 5. 6. 7.	1. 2. 3. 4. 5. 6. 7.	1. 2. 3. 4. 5. 6. 7.	1. 2. 3. 4. 5. 6. 7.	1. 2. 3. 4. 5. 6. 7.	1. 2. 3. 4. 5. 6. 7.	1. 2. 3. 4. 5. 6. 7.
Fußwippen usw.	1. 2. 3. 4. 5. 6. 7.	1. 2. 3. 4. 5. 6. 7.	1. 2. 3. 4. 5. 6. 7.	1. 2. 3. 4. 5. 6. 7.	1. 2. 3. 4. 5. 6. 7.	1. 2. 3. 4. 5. 6. 7.	1. 2. 3. 4. 5. 6. 7.	1. 2. 3. 4. 5. 6. 7.	1. 2. 3. 4. 5. 6. 7.	1. 2. 3. 4. 5. 6. 7.

Mit Hilfe der Übungskarte gewinnen Sie einen Überblick über die Regelmäßigkeit Ihres Trainings und die Entwicklung Ihrer Fitness. Tragen Sie täglich ein, wie oft Sie die Übungsblöcke ohne Schmerzen oder Zeichen von Erschöpfung durchgehalten haben.

Die Gehstrecke verlängern

Parallel zur Durchführung der Übungen sollten Sie sich darum bemühen, Ihre tägliche Gehstrecke zu verlängern. Gehen Sie dabei am besten folgendermaßen vor:

- Bestimmen Sie eine Trainingsstrecke – der Weg zum Supermarkt eignet sich dafür genauso gut wie ein Stück wenig befahrene Landstraße oder ein Spazierweg durch eine Parkanlage.
- Zählen Sie die Schritte, die Sie absolvieren können, ohne Schmerzen zu haben bzw. erschöpft zu sein. Überfordern Sie sich nicht, sondern gehen Sie nach Ihrer tatsächlichen Belastbarkeit.
- Ziehen Sie von dieser Schrittzahl 10 Prozent ab, und gehen Sie mehrmals täglich diese Strecke. Setzen die Schmerzen beispielsweise nach 300 Schritten ein, trainieren Sie 270 Schritte.
- Nach 1 Woche probieren Sie erneut aus, nach wie vielen Schritten die Schmerzen einsetzen. Nehmen Sie in der folgenden Woche diese Schrittzahl minus 10 Prozent als Trainingsdistanz usw.

Wenn Sie das Gehtraining konsequent durchhalten, werden Sie sehr bald feststellen können, wie sich Ihre schmerzfreie Gehstrecke von Woche zu Woche verlängert.

Mit einer Gehstreckenkontrollkarte können Sie Ihre Fortschritte überwachen. Die schmerzfreie Strecke wird in Schritten notiert. Wenn Sie das Training konsequent durchhalten, werden Sie feststellen, wie sich die Gehstrecke stetig verlängert.

Gehstreckenkontrollkarte

Woche	Schritte	Woche	Schritte
1.		11.	
2.		12.	
3.		13.	
4.		14.	
5.		15.	
6.		16.	
7.		17.	
8.		18.	
9.		19.	
10.		20.	

Gefäßsport

In vielen Sportvereinen werden spezielle Gefäßsportarten wie z. B. Venenwalking oder Arteriengymnastik angeboten. Sie sind ideal, um Bindegewebe und Beinmuskulatur zu straffen. Um am Training teilnehmen zu können, müssen die Patienten meist dem Verein beitreten und einen geringen monatlichen Beitrag leisten – eine Investition, die sich aber lohnt. Für das Training selbst steht sehr häufig ein speziell geschulter Trainer zur Verfügung. Außerdem stehen viele Gefäßsportgruppen zusätzlich unter ärztlicher Betreuung. In jedem Fall sollten Sie aber mit Ihrem Arzt oder Heilpraktiker Rücksprache halten, bevor Sie sich einer Gefäßsportgruppe anschließen.

Ganz gleich, für welche Sportart Sie sich entscheiden: Wärmen Sie sich zuvor immer gut auf, vermeiden Sie ruckartige Bewegungen, kleiden Sie sich bequem, und tragen Sie Schuhe, die Ihre Fußgelenke stützen und optimal abfedern.

Motivation – auch hier das A und O

An erster Stelle steht auch beim Gefäßsport der Versuch, den Patienten zu motivieren, selbst etwas für seine Gesundheit zu tun – eine ganz entscheidende Voraussetzung für den Therapieerfolg.
Dabei ist es natürlich wichtig, niemanden zu überfordern. Schmerzen sind tabu. Wichtig ist, mit Ruhe und Ausdauer auf lange Sicht Erfolge zu verzeichnen. Wer also beim Gehtraining mit 160 Schritten beginnt, wird nicht schon nach einem Monat mehr als das Dreifache schaffen. Daher ist es wichtig, sich selbst und die eigene Sportlichkeit richtig einzuschätzen, um sich nicht zu überfordern und vor allem, um nicht zu viel von sich selbst zu erwarten.

Ziele des Gefäßsports

- Gleichmäßige Belastung des Herz-Kreislauf-Systems
- Erhöhung der Beweglichkeit der Bein- und Fußmuskulatur
- Durch stetiges Training – am besten zweimal pro Woche – kann die Gehstrecke von PAVK-Patienten systematisch gesteigert werden.

Unabhängig davon sollten Betroffene zusätzlich die allgemeinen Bewegungsübungen (siehe Seite 86ff.) zu Hause durchführen, sofern Arzt und Trainer das für richtig halten.

Das Leben neu gestalten

Eines muss am Ende dieses Buchs noch offen gesagt werden: Sobald ein Arzt oder Heilpraktiker Durchblutungsstörungen diagnostiziert – ganz gleich, ob venöse oder arterielle –, hat dies Konsequenzen für den Betroffenen. Es muss eine Entscheidung gefällt werden.

Die grundsätzliche Frage lautet: Will ich untätig abwarten, was passiert, oder will ich mein Leben dahingehend verändern, dass ich aktiv gegen die Störungen in meinen Gefäßen vorgehe? Denken Sie stets daran: Sie sind mit Ihrem Venenleiden nicht allein, und es gibt sehr viel, was Sie tun können, um Ihre Beschwerden zu lindern.

Es ist verständlich, wenn sich angesichts der umfangreichen Therapiemaßnahmen mitunter ein Gefühl der Überforderung einstellt. Fatal wäre es jedoch, dann den Kopf in den Sand zu stecken und gar nichts mehr zu tun.

Mit Geduld und Ausdauer zum Ziel

Mit Hilfe der beschriebenen Therapien und Verhaltensregeln lässt sich sehr viel erreichen. Voraussetzung dafür ist, dass Sie die nötige Einsicht entwickeln und tatsächlich etwas für Ihre Gesundheit tun wollen. Und Sie müssen sich darüber im Klaren sein: Alle Maßnahmen, die zur Verbesserung der Gefäßgesundheit ergriffen werden, müssen auf längere Sicht durchgeführt werden – möglicherweise sogar für den Rest Ihres Lebens. Halten Sie sich jedoch stets Folgendes vor Augen: Gesund leben heißt nicht, auf alles verzichten zu müssen.

Fremde Hilfe in Anspruch nehmen

Sie benötigen also viel Durchhaltevermögen und einen langen Atem. Damit Sie nicht die Geduld verlieren, werden Sie immer wieder der Unterstützung von außen bedürfen. Scheuen Sie nicht davor zurück, sich diese Unterstützung zu holen. Suchen Sie das offene Gespräch mit einem Arzt oder Heilpraktiker Ihres Vertrauens, und beratschlagen Sie gemeinsam, wie Sie das individuell auf Sie zugeschnittene Therapieprogramm realistisch und ohne allzu große Beeinträchtigungen in Ihren Alltag einbauen können. Wichtig ist auch, dass Ihr Partner bzw. Ihre Partnerin bei allen erforderlichen Maßnahmen hinter Ihnen steht. Viele Dinge lassen sich gemeinsam besser bewältigen.

Worum es geht

Eine der vorrangigsten Therapiemaßnahmen ist Bewegung. Zwar sehen hier die Empfehlungen für arterielle und venöse Erkrankungen unterschiedlich aus, die Notwendigkeit von körperlichem Training steht aber bei beiden Erkrankungsformen außer Zweifel.
Ähnlich verhält es sich mit den Ratschlägen im Hinblick auf ein geändertes Essverhalten. Sowohl bei venösen als auch bei arteriellen Störungen ist Übergewicht außerordentlich schädlich. Überflüssige Pfunde abzubauen und zu einem gesunden und maßvollen Essverhalten zu gelangen, ist also ebenfalls ein sehr wichtiges Ziel.

Wenn es Ihnen gelingt, beweglicher zu werden und Ihr Leben dauerhaft gesundheitsbewusster zu gestalten, werden sich nicht nur Ihre Beschwerden bessern. Im Lauf der Zeit werden Sie sich insgesamt wohler fühlen.

Schwerpunkte der Behandlung

Noch wichtiger als ausreichende Bewegung und die richtige Ernährung ist es, das Rauchen aufzugeben. Ohne diese Maßnahme hat kein Arzt und kein Heilpraktiker eine Chance, Durchblutungsstörungen in den Griff zu bekommen. Und auch Sie nicht. Für den Erfolg einer konservativen Therapie ist es darüber hinaus unabdingbar, verschriebene Medikamente konsequent einzunehmen.

Was Sie außerdem noch tun können

- Planen Sie genügend Ruhephasen in Ihren Alltag ein. Gewöhnen Sie sich an, bei jeder Gelegenheit die Beine hoch zu legen.
- Verbannen Sie alles Einengende aus Ihrem Kleiderschrank, tragen Sie nur noch legere Kleidung.
- Verändern Sie gegebenenfalls Ihr Freizeit- und Urlaubsverhalten. Langstreckenflüge und ausgedehnte Busreisen in heiße Ländern – das alles sollten Sie in Zukunft vermeiden. Lassen sich solche starken Belastungen nicht umgehen, beugen Sie medikamentös vor (sprechen Sie mit Ihrem Arzt oder Heilpraktiker darüber).
- Wer an einer chronischen venösen Insuffizienz leidet, sollte eine Schwangerschaft ganz bewusst planen und bei ihrem Eintritt besondere Vorsichtsmaßnahmen ergreifen.

Adressen, die weiterhelfen

Aktion Venenhilfe e.V.
Postfach 801005
81610 München
Tel. 0 89/45 44 14 26

Bein-Liga e.V.
Am Nocken 4
58840 Plettenberg

Deutsche Gesellschaft für Angiologie
Medizinische Hochschule Hannover
Konstanty-Gutschow-Straße 8
30625 Hannover

Deutsche Gesellschaft für Gefäßchirurgie
An der Abtei 7–11
47166 Duisburg

Deutsche Gesellschaft für Gefäßsport
Praxis Dr. Gerlach
T 6, 25
68161 Mannheim

Deutsche Gesellschaft für Phlebologie
Allergie- und Hautklinik Norderney
Lippestraße 9–11
Tel. 0 49 32/80 54 20

Deutsche Gesellschaft Venen e.V.
Dr.-Carlo-Schmid-Straße 204
90491 Nürnberg
Tel. 09 11/5 98 86 00

Deutsche Herzstiftung e.V.
Hans-Thoma-Straße 10
60596 Frankfurt/Main
Tel. 0 69/9 55 12 80

Deutsche Liga zur Bekämpfung des hohen Blutdrucks e.V.
Berliner Straße 46
69120 Heidelberg
Tel. 0 62 21/41 17 74

Deutsche Liga zur Bekämpfung von Gefäßerkrankungen e.V.
Medizinische Klinik im Klinikum Karlsbad-Langensteinbach
Guttmannstraße 1
76307 Karlsbad
Tel. 0 72 53/2 62 28

Deutsche Schlaganfall-stiftung
Carl-Bertelsmann-Straße 256
33311 Gütersloh
Tel. 0 52 41/9 77 00

Deutsche Venen-Liga e.V.
Postfach 1129
56864 Bad Bertrich
Tel. 0 26 74/14 48

Herz-Kreislauf-Telefon Heidelberg
Bergheimer Straße 88
69120 Heidelberg
Tel. 0 62 21/18 10 88

Initiative Venengesundheit
Burgplatz 21–22
40213 Düsseldorf
Tel. 02 11/3 23 95 62

Lipid-Liga
Deutsche Gesellschaft zur Bekämpfung von Fettstoff-wechselstörungen
Waldklausenweg 20
81377 München
Tel. 0 89/7 19 10 01

Über den Autor

Axel W. Will studierte in Hamburg und Göttingen Medizin, wandte sich dann aber der Naturheilkunde zu. Seit 1985 führt er eine eigene Praxis. Dort geht er besonders seinem Spezialgebiet, der Behandlung von Gefäßleiden aller Art, nach.

Corinna Hembd studierte zunächst Literaturwissenschaft und absolvierte im Anschluss ein Volontariat bei einer Tageszeitung. Seither hat sie sich als freie Autorin populärwissenschaftlicher Beiträge über medizinische Themen einen Namen gemacht.

Literatur

Diehm, C.: Durchblutungsstörungen. Springer Verlag. Berlin 1996

Fritz, K./Gahlen, I./Itschert, G.: Gesunde Venen – gesunde Beine. Rowohlt Verlag. Reinbek 1996

Haid-Fischer, F.: Gesunde Beine – ein Leben lang. Trias Verlag. Stuttgart 1995

Linde, N.: Venenleiden wirkungsvoll behandeln. Südwest Verlag. München 1996

Murphy, M.: Venenleiden. Verlag Germa Press GmbH. Hamburg 1991

Wienert, V.: Beinveneninsuffizienz. Schattauer Verlag. Stuttgart 1993

Wormer, Dr. med. E. J.: Durchblutungsstörungen wirksam behandeln. Südwest Verlag. München 1998

Hinweis

Das vorliegende Buch ist sorgfältig erarbeitet worden. Dennoch erfolgen alle Angaben ohne Gewähr. Weder Autoren noch Verlag können für eventuelle Nachteile oder Schäden, die aus den im Buch gemachten praktischen Hinweisen resultieren, eine Haftung übernehmen.

Bildnachweis

Fotoarchiv, Essen: Titel, 3 (o.) (A. Riedmiller), 48 (J. Tack); Heidolph Theiss, Eching am Ammersee: 16, 23, 24, 43, 44; IFA, Taufkirchen. 30 (Digul); Image Bank, München: 6 (W. Lombardo); Jump, Hamburg: 1, 2 (M. Sandkühler), 86, U4 (K. Vey); Okapia, Frankfurt: 20 (M. W. Richards); Pasieka Alfred, Hilden: 4, 14, 64; Südwest Verlag, München: 3 (u.) (S. Sperl), 40 (K. Vey), 55 (M. Nagy); Tony Stone, München: 77 (R. Sheret), 82 (C. Craymer)

Impressum

Der Südwest Verlag ist ein Unternehmen der Verlagshaus Goethestraße GmbH & Co. KG.

Redaktion:
Christine Wassmann,
Jutta Friedrich

Projektleitung:
Anja Feise

Redaktionsleitung und medizinische Fachberatung:
Dr. med. Christiane Lentz

Bildredaktion:
Gabriele Feld

Produktion:
Manfred Metzger (Leitung);
Annette Aatz;
Dr. Erika Weigele-Ismael

Umschlag:
Heinz Kraxenberger, München;
Till Eiden

Layout/DTP:
Wolfgang Lehner

Druck:
Color-Offset, München

Bindung:
R. Oldenbourg, München

Printed in Germany

Gedruckt auf chlor- und säurearmem Papier

ISBN 3-517-06078-X

Register